围术期超声

主　编　左友波　万　勇

副主编　尹万红　杨宇焦　任普圣　林菁艳

编　委（以姓氏汉语拼音排序）

柴　彬	厦门大学附属中山医院	陈洪霞	川北医学院附属医院
陈吕富	重庆三峡中心医院	黄　三	川北医学院附属医院
林菁艳	川北医学院附属医院	钱　朵	川北医学院附属医院
任普圣	南充市中心医院	万　勇	川北医学院附属医院
王　丹	川北医学院附属医院	王国强	川北医学院附属医院
王艺铮	川北医学院附属医院	文　雯	川北医学院附属医院
杨宇焦	川北医学院附属医院	尹万红	四川大学华西医院
余庆波	川北医学院附属医院	曾　思	四川省人民医院
张　丽	川北医学院附属医院	赵　漾	川北医学院附属医院
钟梓文	川北医学院附属医院	左友波	川北医学院附属医院

科学出版社

北　京

内 容 简 介

本教程以满足医学生岗位胜任力和临床发展需要为目标，普及了围术期超声的基本理论和基本技术。本书涵盖了目前国内大力开展和普及的超声引导下外周神经阻滞和动静脉穿刺，同时也纳入了心脏超声、血流动力学评估、肺超声、气道超声、胃超声以及超声在疼痛中的常见应用等麻醉学科常见临床应用技术。本书紧密结合临床实践，围术期超声内容较为全面，具有良好代表性和实用性，有利于医学生跟进临床发展，为医学生进入临床实践打下基础。

本教程不仅适用于麻醉学本科生、麻醉学研究生、麻醉学规培医师和进修医师，亦可作为重症医学、急诊医学及其他非麻醉专业的医师和学员的参考用书。

图书在版编目（CIP）数据

围术期超声 / 左友波，万勇主编.—北京：科学出版社，2021.1
ISBN 978-7-03-067842-3

Ⅰ.①围…　Ⅱ.①左…　②万…　Ⅲ.①围手术期–超声波诊断
Ⅳ.①R445.1

中国版本图书馆 CIP 数据核字(2020)第 265697 号

责任编辑：钟 慧 朱 华 / 责任校对：杨 赛
责任印制：赵 博 / 封面设计：陈 敬

科 学 出 版 社 出版
北京东黄城根北街 16 号
邮政编码：100717
http://www.sciencep.com

北京华宇信诺印刷有限公司印刷
科学出版社发行　各地新华书店经销
*
2021 年 1 月第 一 版　　开本：787×1092　1/16
2025 年 1 月第四次印刷　　印张：10 1/2
字数：269 000
定价：68.00 元
（如有印装质量问题，我社负责调换）

前　言

麻醉学科的发展已经迈入围术期医学的转型，围术期医学（perioperative medicine，PM）强调以患者为中心，以麻醉医师为主导，为多学科合作优化诊疗方案，以降低围术期并发症，提高临床诊疗质量，降低医疗费用等为目标。围术期医学理念的顺利实施，离不开精准麻醉理念，而精准麻醉的核心之一是可视化技术的应用。围术期超声是可视化技术的典型代表，已成为麻醉科医师不可或缺的技术，被誉为麻醉科医师的"第三只眼"。2011年，Moore等医师在《新英格兰医学杂志》上介绍了床旁超声技术，并重点提出围术期辅助麻醉是最重要的超声技术应用领域之一。麻醉学科的发展，对人才培养提出了新的要求，麻醉教学必须与时俱进，紧跟时代潮流，调整教学内容。目前，国内有关围术期超声的培训方式有：网络课程，模拟教学，短期培训班等。这些培训主要针对已进入临床的住院医师和主治医师，而本科生对这些知识和技术不够了解，且培训缺乏统一规范的教材，学员缺乏相关基础知识。基于上述情况，围术期超声教学显得非常必要和紧迫。

川北医学院麻醉学系作为应用示范性专业，首次在麻醉本科生中开展了围术期超声培训与教学，并把围术期超声纳入麻醉学教学的重点建设课程。本书涵盖了目前国内大力开展和普及的超声引导下外周神经阻滞和动静脉穿刺，同时也纳入了心脏超声、血流动力学评估、肺超声、气道超声、胃超声以及超声在疼痛中的应用等内容。本书紧密结合临床实践，具有良好先进性和实用性。本书在作为本科教程的同时，亦可作为临床各科医生及规培学员、高校教师、研究生的参考用书。

超声技术的发展日新月异，虽然我们主观上希望此书能最大限度地反映当代围术期超声的最新成就，但实际上将围术期超声的全部新成果、新技术及新理念及时收入本书是编委们力所不能及的，加之作者经验水平有限，存在的缺点和不足之处，敬请广大师生批评指正。

编　委

2019 年 9 月

目　　录

第一章 围术期超声基础

二维码 1-1
本章图片

第一节 围术期超声的发展及趋势

近年来，随着超声技术的不断发展，超声技术已突破传统使用范畴，逐步在麻醉、急诊和重症医学等学科广泛应用。世界各国麻醉学科纷纷引入超声影像技术，以评估麻醉风险、引导麻醉操作以便于手术操作过程，其目的在于降低麻醉和手术风险。2016 年，中华医学会麻醉学分会提出了从麻醉学到围术期医学的发展战略，制定了"推广超声可视化技术，推动围术期医学发展"的具体目标和措施，超声逐步成了围术期的一件利器，围术期超声得到大力推广和普及。超声作为一种医疗成像设备，将不断提高临床诊断和介入穿刺的水平。

一、围术期超声的发展历史

1942 年，神经科医师 Karl Dussik 利用超声成功显示了侧脑室，标志着超声第一次用于医学。由于超声检查的无侵袭性，超声得到快速发展。1954 年超声二维图像扫描成为现实，B 型超声问世。20 世纪 60 年代，超声研究进入了爆炸式发展阶段，A 型和 B 型超声设备逐步得到临床应用推广，世界医学超声诊断学大会召开，国际性组织成立。至 20 世纪 70 年代，超声应用理论和设备技术得到进一步发展，有关超声诊断的专著得到出版，同时超声成像技术进一步发展，有了灰阶显像。随着数字化扫描转换器和微处理器的进步，超声仪器的体积逐步缩小，操作也逐步实现数字化。现代超声仪器正在朝微型化、简单化发展，超声技术也正朝医学各领域广泛   渗透。

二、围术期超声的经济与安全

既往临床麻醉操作基本依赖于人体解剖学标志以及麻醉医师自身的临床经验。由于盲法操作以及患者的解剖差异，常常需要多次穿刺，给患者带来不适，且穿刺操作有可能对患者产生相关的损伤和引发并发症。同时，使用神经阻滞或疼痛治疗时，靠医者经验操作的临床效果不够理想，患者满意度也不高。围术期超声的使用，可以快速评估患者当前状态，使其得到及时处理，提高处置的有效性和安全性。如当循环不稳定时，可使用超声对容量和心功能进行评估，为临床决策提供参考。在心脏手术中，通过经食管超声（TEE）监测换瓣膜后的瓣膜和心脏情况，提高了手术的成功率。在神经阻滞和进行血管穿刺置管时使用超声，可以增加操作的安全性、有效性、准确率和成功率。短期来看，超声仪器的购置成本和技术人员培训成本较昂贵，这也是限制围术期超声发展的一个重要原因。但是，从长远和整体来看，超声技术在快速康复外科中起着重要作用，促进患者快速康复，减少术后并发症，缩短住院时间，使患者减少费用负担。同时，使用超声可以降低人力成本、材料成本和降低因穿刺失误导致医疗纠纷的概率。

三、围术期超声教学的必要性和紧迫性

目前，国内很多医院麻醉科引进了超声设备，并且很多单位已经开发了超声引导下的神经阻滞、血管穿刺、术后镇痛等临床使用功能，少部分单位还开展了肺部超声，以及将超声用于胃内容物的评估、超声对气道的评估等，超声成了围术期基本临床应用之一。对培养麻醉科医师、疼痛科医师和重症科医师等的麻醉学系来说，应紧跟学科发展，根据临床需要调整教学设置和进行教学改革。因此，在本科阶段开设围术期超声教学与培训显得非常迫切和必要。

第二节　超声原理与超声设备

超声波是电流通过超声探头中的压电元件时产生的高频波。超声波离开探头进入人体，根据进入组织部位特性不同进行反射、折射、散射和吸收。超声探头同时接收反射回来的超声波，然后转换成超声图像显示在屏幕上，图像的颜色范围从黑到白，返回回声的能量越高，图像的颜色越白。根据不同组织反射程度的不同，以及目标结构与超声探头的角度不同，成像清晰度也不同。

一、医学超声的物理基础

（一）超声波

人耳能感知的声波频率范围为 20～20 000Hz，高于 20 000Hz 的声波称为超声波。医学上使用的超声频率多在 1～15MHz。超声波是机械波，机械振动与波动是医学超声的物理基础。医用超声波是由具有"压电效应"的晶体类物质产生，如石英、电气石和锆钛酸铅等。压电晶体（电介质）有两种可逆的能量转变效应。压电晶体在交变电场的作用下，产生变形，使电能转换为声能，称为逆压电效应。相反，在声波机械压力交替变化的作用下，晶体变形而表面产生正负电位交替变化，称压电效应。压电晶体在交变电场的作用下发生不停的厚度的交替改变，产生机械振动。其振动频率与交变电场的变化频率一致。

超声探头（换能器）中的压电晶片，在连接电极电压交替变化的作用下产生逆压电效应，称为超声发生器；而在超声波机械压力下产生压电效应，又成为超声波接收器。这是超声波产生和接收的物理学原理。

（二）超声波的基本物理量

1. 声速（sound velocity）　声波在弹性介质中单位时间内传播的距离称为声速，用符号 c 表示，单位为米/秒（m/s）或千米/秒（km/s）。声波在介质中的传播速度与介质的弹性系数（k）和介质密度（ρ）有关。其声速与 k 和 ρ 比值的平方根成正比。超声在人体软组织（包括血液、体液）中的声速约为 1540m/s；骨与软骨中的声速约为软组织中的 2.5 倍；而在气体中的声速仅为 330m/s 左右。由于弹性模量与温度有关，因而声速还受温度的影响。通常，非脂肪组织的声速随温度上升而增快，脂肪组织的声速随温度上升而减慢。

2. 周期（cycle）和频率（frequency）　介质中的质点在平衡位置往返振动 1 次所需要的时间叫周期，用 T 表示，单位是秒（s）；在 1s 的时间内完成振动的次数称为频率，用 f 表示，单位为 Hz。常用单位为赫兹（Hz），1Hz= 1 次/s，此外还有千赫（kHz）、兆赫（MHz）。1kHz=10^3Hz，1MHz=10^6Hz。周期与频率互为倒数关系，即：f=1/T。超声诊断常用的频率范围在 1～15MHz之间。

3. 波长（wave length）　在一个周期内，声波所传播的距离就是一个波长，用 λ 表示。纵波波长等于两相邻密集点（或稀疏点）间的距离；横波波长则是从一个波峰（或波谷）到相邻波峰（波谷）的距离。波源或介质中任意一质点完成一次全振动，波正好前进一个波长的距离，波长的常用单位为毫米（mm），米（m）。波速、波长和频率的相互关系为 $c=\lambda f$。即当频率一定时，声速愈快，波长就愈长；当波速一定时，频率愈低，波长就愈长。

4. 振幅（amplitude）　振动质点离开平衡位置的最大位移称振幅，或波幅（A）。

5. 超声能量与能量密度　当超声波在介质中传播时，声波能到达之处的质点发生机械振动和位移。机械振动产生动能而位移产生弹性势能。动能和势能之和组成波动质点的总能量，也即超声波的能量。声波在介质中传播的过程，也是能量在介质中传递的过程。介质中所具有的能量称为能量密度（w）。

6. 声压　声压指声波在介质中传播时，介质单位面积所产生的压力变化，也即介质中有声波传播时的压强与无声波传播时的压强之差。根据声波传播的特点，声压周期性变化于正常值与负值之间，一个振动周期的声压为：$P=\rho CA\omega$（单位：N/cm^2）。即声压与介质密度（ρ）、振幅（A）、振动速度（ω）和传播速度（C）成正比。

7. 声强与声强级别（分贝）　超声波在介质中传播时，单位时间内通过与传播方向垂直的单位面积的能量，称为超声强度，简称声强（I）。单位为瓦/厘米^2（W/cm^2）。人耳对声强变化的分辨能力较差，声强每增加 10 倍，人耳主观感觉只增加 1 倍。为了解决声强很大差别在表示中的不便，在实际应用中，一般采用声强的自然数来表示声强的级别，称其为声强级（L），单位为贝尔（B）。实际应用中以贝尔的 1/10 为单位，称为分贝（dB）。人耳能感受的声强级别为 0～120dB。

（三）超声波的物理特性

1. 声阻抗　超声波在组织中的传播与光的物理学特性相似，可被吸收、反射、折射、散射、衍射、绕射和透过组织。声阻抗（Z）是根据介质密度（ρ）和超声在该介质中的传播速度（C）计算得来，即 $Z=\rho\times C$，反映介质对声的吸收能力和介质传播超声的能力。

2. 超声的衰减　超声波的振幅在介质中传播时逐渐下降称为衰减，超声在不同组织中的衰减系数不同（表 1-1）。在软组织中，80%或更多的衰减是由于超声波的吸收并产生热能。超声波的衰减依赖于三个因素：组织的衰减系数、传导的距离和超声波的频率。超声波频率越高，衰减越多。因此，高频探头由于有较多的衰减，组织穿透少，使其对深部组织成像困难。时间增益补偿（TGC）可以在深度上调节超声束的衰减。

表 1-1　不同物质/组织的超声衰减系数

物质/组织	超声衰减系数 [dB/（cm·MHz）]	物质/组织	超声衰减系数 [dB/（cm·MHz）]
空气	7.5	软组织（平均）	0.54
骨皮质	6.9	脂肪	0.48
肌腱	4.7	血液	0.2
肌肉	1.09	水	0.0022

当某种组织使超声波完全反射或衰减，阻止其传播时，在组织后方可产生声影。如骨反射及吸收的超声波强，骨后方产生声影，又称骨影。

3. 超声的反射　超声波传播时，遇到不同声阻抗的组织分界面，且厚度大于波长时会发生反射。组织界面间声阻抗差别越大，反射回到探头成像的超声波数量越多。人体软组织间声阻抗差异很小，反射较少。与其他组织相比，空气声阻抗极低，对超声的反射能力很强。因此，临床上使用超声时需要使用耦合剂减少皮肤和超声探头之间的空气。注射药物混有空气注入时，可见到组织中的强回声气泡和其后方的声影，干扰成像质量。含水量低或高密度物质，如骨骼的声阻抗远大于周围组织，反射很强，显示为强回声影像，后方伴声影。含水量高的物质（如软组织、血液）声波穿透性好，反射少，显示为低回声或无回声。

与可见光一样，超声的反射角与入射角相等。因此，进行穿刺引导时，要使穿刺针显影清晰，应使穿刺针尽量垂直于超声波路径。阻滞较深的神经时，穿刺针难以获得满意成像，往往需要穿刺针以大于 45°的角度穿刺。和与组织较小的角度置入穿刺针比，与组织较大角度置入更容易成像（图 1-1）。当两个镜面反射相比邻，在声波区域会产生混响，表现为位于反射界面深部的平行的等间隔亮线。肺部超声胸膜下的"彗星尾征"即为一种混响伪影。

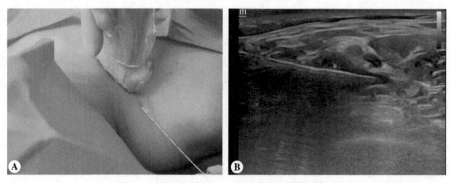

图 1-1　进针角度（A）与穿刺针显影（B）

4. 超声的折射、散射、衍射和绕射　当分界面两边的声速不同时，超声波穿过界面后传播方向发生改变，产生折射。在进行超声检测时要尽量将声束垂直于界面，避免入射角过大。超声波在传播中遇到粗糙面或极小的障碍物时，可以发生散射。皮下、肌肉和神经周围的脂肪球可以造成散射和衍射，肥胖患者脂肪多，效应明显，超声图像不理想，呈现出斑片样结构。当超声波遇到障碍物直径小于或等于 λ/2 时，超声波将绕过障碍物而继续向前传播，这种现象称为绕射。故波长越短（频率越高），被探及的障碍物越小，分辨率越好，超声图像更清晰。

5. 分辨率　分辨率是将两种靠近物体作为单独物体区别开来的能力体现,这在超声引导区域麻醉中非常重要。高频探头具有更好的横向和轴向分辨率,但是其组织衰减较多,因而降低了组织穿透力。因此,高频探头更适合用于小而表浅的结构成像。低频探头组织穿透能力好,但轴向分辨率和横向分辨率较差,适用于深部较大组织结构的成像。

二、不同物质/组织的超声影像特点

(一)物质/组织的声学特征

不同类型的超声仪有不同的图像特点,B 型超声根据图像中不同灰阶将回声信号分为强回声(高回声)、等回声、低回声和无回声,不同物质/组织根据自己的特性和与邻近物质/组织的声阻抗差产生不同强度的回声(表 1-2)。而回声强弱或高低的标准一般以该脏器正常回声为标准或将病变部位回声与周围正常脏器回声强度的比较来确定。高回声的超声表现为强反射,呈现为白色亮点或亮线,如骨骼、结石、隔膜等。等回声为整个组织声学特征相同,呈现为均一中等灰度,如肝脏组织。低回声为超声反射比较弱,灰度较暗淡,如皮下脂肪。无回声为超声通过声阻抗极低的组织,反射极少,表现为黑色,如血液、体液等。

表 1-2　不同物质/组织的超声图像特征

物质/组织	超声图像特征	物质/组织	超声图像特征
动脉	无回声/低回声,搏动性的,不会受压变形	骨骼	极高回声伴后方声影
静脉	无回声/低回声,非搏动性的,受压变形	神经	锁骨下高回声/锁骨上低回声
脂肪	低回声,可压缩	气泡	高回声
肌腱筋膜	高回声	胸膜	高回声线
肌肉	异质性回声(低回声背景混杂高回声线)	局麻药	低回声,扩展的低回声区

(二)不同物质/组织的声学特点

1. 皮肤和皮下组织　皮肤超声下为均一的高回声结构,皮下组织为低回声。

2. 神经　超声下典型外周神经多半呈高回声,而接近中枢的神经根常为蜂窝状或呈束状结构,由低回声的神经纤维和高回声的神经鞘膜构成。靠近中枢的神经由于神经纤维间的结缔组织很少,在超声下呈单束或寡束样外观的低回声影像,如臂丛神经。臂丛神经由于有神经外膜和被肌肉组织包绕,神经组织较容易鉴别,表现为高回声的神经鞘膜和低回声的神经纤维。靠近中枢的神经纤维缺乏结缔组织的保护,要避免神经内穿刺。超声下神经常呈圆形、椭圆形或三角形,神经的外形随神经走行可发生变化。扫描神经短轴并沿神经走行滑动是一种比较实用的技术,不仅利于辨识神经,而且可以评估局麻药的扩散情况。要想获得神经长轴成像时,将神经定位于短轴切面探头的中央,然后旋转探头 90°。

3. 肌腱和筋膜　区别神经、肌腱尤为重要,肌腱内药物误注可引起肌腱断裂。肌腱和神经在超声下的成像特点比较接近,为强回声,追踪其长轴方向有助于两者的区分。肌腱终止于肌肉末端,沿长轴方向其横截面积和形状变化较大,而神经在此方面变化不大。肌肉的不同,肌腱形态也不一样。肌腱内通常无血管,在彩色多普勒下不会发现血流信号,而神经常伴血管走行。筋膜显示为高回声,对筋膜走行的了解有助于部分区域阻滞,如前锯肌阻滞、腹横筋膜阻滞、腰方肌阻滞、髂筋膜阻滞、竖脊肌阻滞等。

4. 肌肉   对于不容易找到的细小神经,可以通过相邻的大块肌肉来定位神经。如股外侧皮神经阻滞在阔筋膜张肌和缝匠肌围成的三角形区域中寻找。腹横肌平面阻滞需先确定腹外斜肌、腹内斜肌和腹横肌,药物注射在腹内斜肌和腹横肌之间的间隙。

5. 血管   显示为无回声或低回声影像。利用超声探头轻压组织可见到搏动的动脉,动脉壁较厚,通常无压缩。而静脉很容易压缩变形,管壁薄也难以清晰成像,有时还可见到静脉瓣。我们可以通过定位神经周围的血管来寻找神经,同时也要避免血管穿刺造成的血肿或药物入血。例如,肌间沟臂丛阻滞时要注意颈横动脉和肩胛背动脉,定位坐骨神经阻滞时要注意臀上、臀下动脉。局麻药注射前需先用彩色多普勒血流成像区分神经和血管,并确定神经和血管的位置,避免血管损伤和血管内注射。

6. 骨骼   在超声下显示为高回声伴后方黑色声影。骨皮质表面覆盖着致密的结缔组织(骨膜),与周围软组织的声阻抗差异非常大,超声波反射强,在超声下显示为高亮线影像。同时,骨组织对声波具有很强的吸收能力,骨骼组织后方声波明显衰减,呈现为黑色的声影。

7. 淋巴结   超声下正常淋巴结呈卵圆形,结构清晰,内含一个高回声的核心和周围的低回声边缘。利用彩色多普勒血流成像可以显示中心的供血血管。

(三)常见的超声伪像

1. 混响伪像(震荡伪影)   当超声波垂直照射到平整的界面,如穿刺针、胸壁、腹壁等,由于超声波在探头和界面间来回反射,所引起的多处反射表现为界面后方等距离多条回声(图 1-2A)。出现此种伪像时,穿刺针显示较清楚,除非穿刺针下方有重要结构显示不清,一般不予处理。

2. 刺刀伪像   穿刺针看起来是弯曲或折断的,而实际上不是(图 1-2B)。超声波通过不同组织时的速度存在微小差异,但处理器假定的超声波速恒定,导致较晚返回的回声(来自更深的结构)显示出刺刀状,又称 Bayonet 效应。

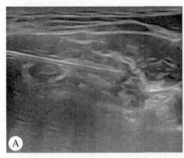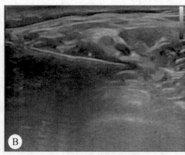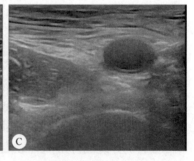

图 1-2   超声伪像

A. 震荡伪像:穿刺针下方出现多条平行声影;B. 刺刀伪像:穿刺针前端似有弯曲或折断;C. 声增强伪像:股动脉后方声影增强

3. 声增强伪像   由于超声穿透组织时有能量衰减,但是经过血液、积液等物质衰减甚少,其后方回声强于同等深度的周围组织回声,此伪像称为后方回声增强。血管下方产生相对较强回声,会使人误认为该区域组织是神经组织(图 1-2C)。声增强伪像通常见于股动脉和腋动脉下方。通过下压的手法将血管压瘪,如果血管下方增强的回声依然存在,则为神经结构,如果增强的回声消失,可以判断不是神经而是后方增强伪影。

4. 声影　由于部分组织或结构具有强反射或声衰减明显，如骨骼、结石、钙化灶，超声波经过这些组织时，能量急剧衰减，在该组织后方出现超声不能达到的无回声区，为声影区。声影可以作为骨骼、结石等的诊断依据。

三、超声设备

（一）超声设备的构成

1. 超声换能器　超声换能器又称超声探头，其核心部件是压电晶体，主要作用是进行电/声转换，发射和接收超声波。晶体的厚度和传播速度决定了探头的频率，根据其频率范围分为低频和高频探头，根据探头的形状和晶片排列方式不同可分为线阵探头、凸阵探头、相控阵探头和腔内探头等（图 1-3）。线性阵列产生矩形的图像，多用于浅表部位的成像。曲线型阵列产生楔形的图像，常用于深部成像。相控阵列的传感元件也是按线性排列的，但各元件是按一定的次序间隔一定的时相发射超声波，这种线性的阵列产生的图像呈扇形。

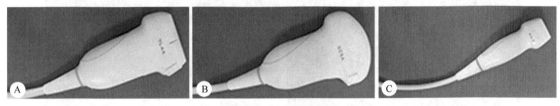

图 1-3　超声常用探头

A. 线阵探头；B. 凸阵探头；C. 相控阵探头

超声成像质量受到很多因素影响，超声探头的选择在很大程度上会影响图像质量。根据拟检查部位的组织结构特点、目标区域的深度和所需的分辨率，可选择不同的超声探头。其中线阵探头是高频探头（10～13MHz），其分辨率更好，但其信号强度在组织中衰减很快，组织穿透力较弱。因此，高频探头一般用于距离皮肤 4cm 以内的组织结构观察。凸阵探头是低频探头（2～5MHz），有较强的组织穿透能力，但其分辨率较低，适用于更深部位的观察。扇形（相控阵）探头多用于心脏的成像。

2. 主机　超声诊断仪的控制部分，包括基本电路、计算机信号处理器和控制面板等，其主要作用有声束形成、信号处理、图像调节与处理、存储和传输。控制面板可进行患者信息录入、探头选择、成像类型选择、深度调节、增益调节等。根据其大小和形状主要分为台式机和笔记本式超声仪。

3. 显示器　超声诊断仪的图像显示部分，用于显示各种类型的超声图像。

（二）超声扫描类型

超声医学影像设备根据其原理、任务和设备体系等，可以划分为很多类型。以获取信息的空间分类有一维信息设备（如 A 型、M 型、D 型），二维信息设备（B 型），三维信息设备。按超声波形分类有连续波超声设备（D 型）和脉冲波超声设备（A 型、M 型、B 型）。按利用的物理特性分类有回波式超声诊断仪（A 型、M 型、B 型、D 型等），透射式超声诊断仪（超声显微镜及超声全息成像系统）。最常见的是按医学超声设备体系分类：A 型、M 型、B 型、

D 型等，大多数机型都含有 B、C、D 和 M 检查模式（图 1-4）。B 型是其他类型的基础，结合其他类型可以达到定位、定性和定量的目的。B 型和 M 型检查法主要提供解剖结构和物理性质的信息，C 型和 D 型检查法主要提供血流动力学方面的信息。

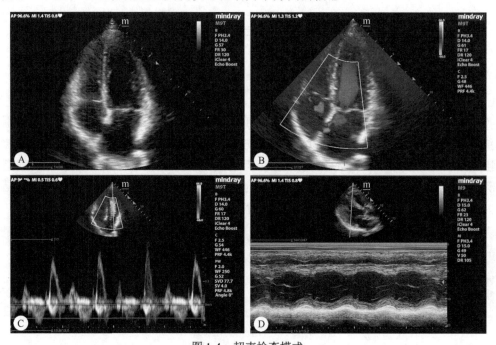

图 1-4　超声检查模式

A. B 型模式；B. C 型模式；C. D（PW）型模式；D. M 型模式

1. A 型超声扫描　A 型超声扫描因其回声显示采用幅度调制而得名。A 型超声扫描是超声诊断仪最基本的一种显示方式，即在阴极射线管（CRT）荧光屏上，以横坐标代表被探测物体的深度，纵坐标代表回波脉冲的幅度，故由探头（换能器）定点发射获得回波所在的位置可测得人体脏器的厚度、病灶在人体组织中的深度以及病灶的大小。根据回波的其他一些特征，如波幅和波密度等，还可在一定程度上对病灶进行定性分析。A 型超声扫描是人类把超声用于检查疾病的早期方法，但此一维超声探测信息量少、盲目性大，自 B 型超声扫描发展后应用极少。但此种方法对回声各种参数量的变化颇为灵敏，在脑中线、眼及脂肪层测量方面仍不失为理想手段，此外其对实性与液性鉴别亦很有发展前途。

2. B 型超声扫描　B 型超声扫描（B 型模式）检查法属于一种辉度（brightness）调制型的二维图形。B 模式是应用最广、影响最大和最常用的检查模式，是 C 型、D 型、M 型超声检查的图像基础。B 型超声扫描成像原理是声束穿经人体或组织器官时，把传播途径中遇到的各组织所构成的界面所产生的反射或散射回声，在显示屏上以不同亮度的光点显示，由众多的光点排列有序的组成相应切面的图像，并以黑白显示。图像纵轴表示人体组织深度，即界面至探头的距离；横轴表示超声束在扫描方向上的位置，反映切面图像的宽度（图 1-4A）。灰阶成像使图像非常清晰，层次丰富，实时成像功能可供动态观察，随时了解器官与组织的运动状态。B 型超声扫描应用极广，遍及颅脑、心脏、血管、肝、胆、胰、脾、胃肠、胸腔、肾、输尿管、膀胱、尿道、子宫、盆腔附件、前列腺、精囊、肢体、关节及眼、甲状腺、乳腺、唾腺、睾丸等组织器官。

3. C 型超声扫描　为 C 型模式，即彩色多普勒超声检查（color Doppler ultrasonography），俗称的"彩超"或"彩色多普勒"。实时二维彩色超声多普勒血流成像诊断仪是 20 世纪 80 年代后期心血管超声多普勒诊断领域中的最新科技成果。在二维超声图像的基础上，用彩色图像显示血流的方向和相对速度，提供心血管系统在时间和空间上的信息。进而通过计算机的数字化技术和影像处理技术，使其在影像诊断仪器的构架上兼具了生理监测的功能，提供诸如血流速度、容积、流量、加速度、动脉指数等极具价值的信息。彩色多普勒根据血细胞的移动方向、速度和分散情况，调配成红、蓝、绿三种色，变化其亮度，叠加在二维图像上（图 1-4B）。但图像中的红色或蓝色并不能代表动脉或静脉。红色代表血流方向朝向探头，而蓝色代表血流方向背离探头。当探头垂直于血流方向时，血流则很难检测，图像上可以无颜色显示。因此为了辨别血管，探头必须倾斜不同方向，以更好地显示血流信号。

4. D 型超声扫描　D 型超声扫描（D 型模式）即多普勒模式，是利用多普勒效应，即超声射束在运动体上反射回改变频率的超声，其所产生的频率可以由音响、曲线图表现出来，D 型超声扫描主要是检查运动的器官和流动的体液，如心脏、血管及其中流动的血液（包括胎儿心动），用以了解其运动状态，测量血流速度及方向。超声多普勒检查主要包括连续式超声多普勒（continuous wave Doppler，CW）成像、脉冲式超声多普勒（pulsed wave Doppler，PW）成像。

连续式超声多普勒（CW）被最早应用多普勒模式。它是由探头中的一个换能器发射出某一频率的连续超声波信号，当声波遇到运动目标血流中的红细胞群，则反射回来的信号已是变化了频率的超声波。探头内的另外一个换能器将其检测出来转成电信号后送入主机，经高频放大后与原来的发射频率电信号进行混频、解调，取出差频信号，根据处理和显示方式的不同，可转换成声音、波形或血流图以供诊断。

脉冲式超声多普勒（PW）是以断续方式发射超声波信号，因此称为脉冲式。它由门控制电路来控制发射信号的产生和选择回声信号的接收与放大，借助截取回声信号的时间段来选择测定距离，鉴别器官组织的位置。由于发射和接收的信号为脉冲式，可以由探头内的一个换能器来完成发射和接收双重任务。随着脉冲多普勒技术、方向性探测、频谱处理和计算机编码技术的采用及发展，超声多普勒诊断仪不仅能够对距离进行分辨，还能判定血流的方向和速度，以多种形式提供诊断信息。脉冲式超声多普勒可以提供沿着超声束内的某一区域内的血流数据。选中此模式，图像被冻结，操作者选择区域进行采样，脉冲波的信息则在屏幕下方以图形的方式显示，亦可听见脉冲波的声音（图 1-4C）。

5. M 型超声扫描　M 型超声扫描（M 型模式）是利用辉度调制型的一种单声束超声心动图，属于一维成像。它是沿声束传播方向各目标位移随时间变化的一种显示方式，显示体内各界面与探头之间的距离随时间变化的曲线。其纵坐标为扫描时间，即超声的传播时间及被测结构的深度、位置；横坐标为光点慢扫描时间。M 型超声扫描能将人体内某些器官的运动情况显示出来，主要用于心脏及大血管的检查。探头固定对着心脏的某部位，由于心脏规律性地收缩和舒张，心脏的各层组织和探头之间的距离也随之改变，在屏上将呈现出随心脏的搏动而上下摆动的一系列亮点，当扫描线从左到右匀速移动时，上下摆动的亮点便横向展开，呈现出心动周期中心脏各层组织结构的活动曲线，即 M 型超声心动图（图 1-4D）。M 型超声扫描一般不单独使用，常与 B 型或 C 型超声扫描组合用于心血管的检查。

第三节 围术期超声的基本技术

为了获得满意的超声图像，必须运用多种手法操作探头，使成像目标位于图像中央。对于深部组织结构，利用探头对组织施加一定压力可能改善成像效果。以迈瑞 DC-35 彩色多普勒超声系统为例进行介绍。

（一）控制面板

使用面板控制可以编辑患者信息，选择探头和检查部位，选择检查模式，进行深度调节、增益调节，进行图像编辑处理、储存等操作，面板使用说明见附表。

（二）常规准备与管理

1. 器具与药品的准备　超声仪提前充好电或连接电源插头，更换或选择适用的超声探头，备好超声耦合剂。如需进行介入操作（如引导神经阻滞），备好相应穿刺用具，选择适合型号的穿刺针，并做好监护和备好急救药品及设备，包括输液、气道管理设备、心血管活性药物、脂肪乳剂等。

2. 介入超声的无菌要求　超声引导下的血管穿刺和神经阻滞的无菌要求非常严格。洗手及戴无菌手套是非常必要的。超声探头的无菌方法有几种，超声探头在使用耦合剂后可以用无菌膜覆盖或无菌套包裹。超声探头使用的无菌保护套有无菌手套、无影灯套、专用无菌护套及避孕套等。探头包裹后，使用无菌超声耦合剂或无菌生理盐水于皮肤上，实现探头与皮肤之间的耦合。

3. 患者的准备　首先要充分了解患者的病史，建立操作常规及规范。操作前与患者进行有效的沟通，降低患者的紧张感，使患者放松并与操作者配合。进行穿刺等有创操作前，除了进行规范的消毒铺巾，患者的体位和镇静镇痛也非常重要。患者的体位应满足便于超声扫描和穿刺操作，并且患者易于配合。为了保障患者在整个穿刺过程和手术过程中较为舒适，在穿刺前和术中可以给予一定剂量的镇静镇痛药，如咪达唑仑、丙泊酚、依托咪酯、芬太尼、舒芬太尼、地佐辛等。给予镇静镇痛药后要注意观察患者的呼吸和循环，必要时进行辅助呼吸和气管插管呼吸支持。高龄患者，容量不足、心功能不全的患者镇静要谨慎，俯卧时不建议给予过多镇静镇痛药。

4. 检查流程　检查的一般流程为：①输入患者信息；②选择检查部位或组织器官与探头；③选择扫描模式；④开始扫描或检查。

（三）介入超声的穿刺入路

1. 平面外入路　平面是用来描述超声声束与针尖的位置关系，超声定位的血管穿刺和神经阻滞有两种基本的穿刺入路，为平面外和平面内入路。平面外入路是进针方向与超声探头相垂直。采用平面外穿刺技术时，针尖与针体穿过回声平面成像为一亮点。这种穿刺技术的优点是穿刺径路较短。穿刺径路更接近传统的神经刺激器定位或解剖标志定位的穿刺径路，操作者对穿刺径路和方法更为熟悉。这种定位血管或神经短轴切面的平面外技术下的穿刺置管，导管方向多可与血管或神经走行平行。平面外技术的缺点是不能显示整个穿刺针，而针尖与针杆的显示图像没有差别，难以辨认针尖或针体，盲目进针可能导致严重损伤或并发症。良好的平面外技术可以在进针的同时跟踪显示针尖。有三种方法可以跟踪显示针尖。

（1）滑动探头　使用平面外技术进针，直至出现点状高回声，且点状高回声要浅于目标组织。一旦出现点状高回声，停止进针，探头滑动前移至点状高回声消失，继续向前向深部进针，点状高回声重新出现，且更接近于目标结构。继续滑动探头，重复以上步骤直至点状高回声接近目标结构。即穿刺针和探头交替前移，点状高回声相应地出现与消失（图1-5）。

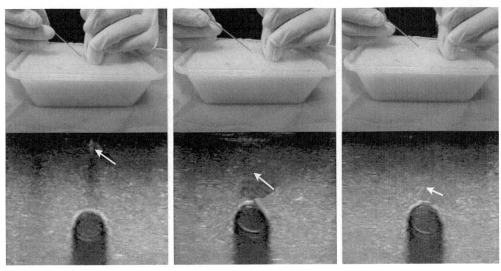

图 1-5　平面外进针（滑动探头）

箭头示意针尖位置

（2）倾斜探头　此种方法要求探头位置固定，用倾斜代替前移，其他步骤与上面类似。穿刺针前移和探头不断倾斜时点状高回声相应地出现与消失。这种方法更适用于血管穿刺，因为神经在探头倾斜过大时不易显示（图1-6）。

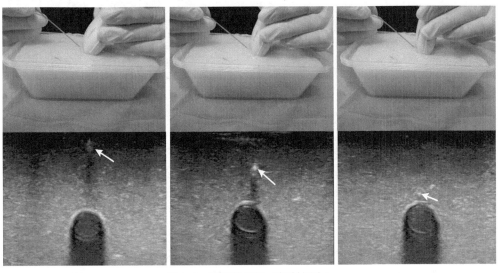

图 1-6　平面外进针（倾斜探头）

箭头示意针尖位置

（3）调节穿刺针　此种方法要求探头位置固定，也不倾斜探头，需不断调整穿刺针进针角度，使点状高回声逐步接近目标结构，即先进针角度不宜过大，逐步增加进针角度，使针尖接近目标结构（图1-7）。

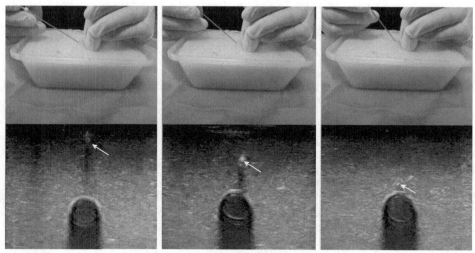

图1-7　平面外进针（调节穿刺针）

箭头示意针尖位置

2. 平面内入路　平面内入路是进针方向或穿刺针与超声探头相平行（图1-8）。采用平面内技术时，针尖、针体以及药液都可以更完全地显示出来，进针过程中可以显示针尖位置，避免进针过深导致的损伤或并发症。大部分神经阻滞都采用平面内进针技术。缺点是穿刺径路较长，穿刺针需穿过的组织结构较多。穿刺针部分与超声平面未完全重合时，不能很好显示针尖，如操作者未发现而盲目进针可导致严重损伤或并发症。

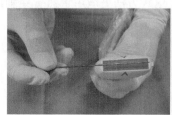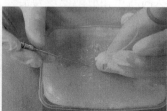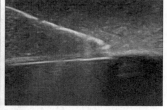

图1-8　平面内进针

（四）超声扫描和操作手法

1. 探头的定向　为了协助操作者方便分辨方向，所有超声探头上都有一个定向标志，超声显示器左上角或右上角则显示一个定向标志点。超声探头上的定向标志点与屏幕上的标志点相对应，习惯为横向放置探头时，方向标记位于患者外侧或上侧。纵向放置探头时，方向标记指向患者头部。另一种方法是扫描时抬起探头的一侧，观察屏幕上图像的改变来确认方向。

2. 扫描轴　超声扫描有短轴切面、长轴切面、斜位和冠状位。短轴切面又称横切面、横轴或断层面是超声探头垂直于四肢、躯干或目标结构（如神经、血管）的长轴方向，屏幕上的图像为目标结构的横截面，血管和神经显示为圆形或椭圆形。在超声引导的区域阻滞麻醉中，我们一般扫查神经的短轴。长轴切面时超声探头放置与四肢、躯干或目标结构平行，血管和神经表现为线性结构。斜位根据探头与躯体长轴的关系分为左右斜位，根据探头与腹侧和背侧的关系又分为前后斜位。超声冠状位切面时探头位于体侧，探头长轴方向与躯干长轴方向一致。

3. 操作手法　为了能更好地控制探头，操作者的手尽量靠近患者皮肤表面，手掌尺侧可靠于患者皮肤上以便固定探头，手心中空，关节放松，不要特别用力，手腕呈伸位。为了能清晰显示解剖结构或调整探头与针的相对位置，有时需调整探头。如果穿刺针显示不清，通过调整探头寻找针的方法比较安全（探头找针法）。而固定探头，改变穿刺针的位置以获得最佳显影的方法则风险较高（针找探头法）。有时两种方法相结合可获得较好显影。探头的调整有五种基本手法：滑动、倾斜、摇动、旋转和下压。滑的动作宜放松，幅度可大一点，摇、倾、转及下压动作要小。为了能清晰显示解剖结构，有时需将几种手法结合起来。

（五）图像调节

1. 调节频率　首先选择适合频率的探头，每个探头都有特定频率范围，如高频（线阵）探头的频率为 6～15MHz。一般频率越高，图像质量越好，但穿透力较弱，适用于浅部组织；频率越低，组织穿透力越强，更适用于深部组织。每个探头又可以对频率使用进行优化，如一些品牌（如索诺声）将频率设置简化为三种。一般：一般频率适用于大部分组织或中等身材人群；分辨率：高频，适用于浅部组织或体型偏瘦人群；穿透力：低频，适用于较深组织或体型偏胖人群。每个探头都可以通过这三种设置来优化图像质量。而迈瑞可以在探头的固定频率范围内调节频率的具体大小来优化图像质量。

2. 调节深度和焦点　调节深度使目标神经或组织显示在屏幕正中。大部分超声图像事先将目标区域调整到图像正中。一些仪器可以设置焦点区域，其图标是个小箭头，一般位于超声图像右侧，能够在 1～5 之间调节。焦点区域应该与目标结构一致。恰当的深度和焦点位置能够提供更好的侧向分辨率，使图像显影更清晰。

3. 增益调节和时间增益补偿　通过增益调节改变图像亮度，增益调节没有特定的规则，每个患者的增益调节都可以不一样。一般调节屏幕亮度，使血管内显示为暗区或无回声。太大的增益容易导致伪像，如混响效应，影响目标结构显示。由于超声的衰减特性，深部组织或远端图像较暗，这时可以通过时间增益补偿调节改善深部结构显影。

第四节　围术期超声的临床应用

床旁超声具有实时、动态、真实及无放射性等特点，近年来在麻醉科、重症医学科、急诊科等得到了广泛应用。床旁超声技术在麻醉镇痛和危重急救医学领域中的主要用途包括：①超声引导下的神经阻滞；②超声引导下动静脉穿刺置管；③围术期的快速评估等。

一、超声定位神经阻滞

（一）区域神经阻滞麻醉的益处

区域神经阻滞可以稳定围术期血流动力学，减少对患者心肺的影响，降低麻醉相关并发症发生率和死亡率；改善术后镇痛效果，减少阿片类镇痛药使用量；减少术后并发症，提高术后恢复质量，促进患者术后快速康复；降低肿瘤复发率等。

（二）外周神经定位技术

1. 异感法 完全依赖解剖结构定位和针刺异感，可以获得直接主观体验。但是镇静或认知功能障碍的患者不能正确表述，则此法受限，且阻滞成功率和满意度较低。

2. 神经刺激器 使用神经刺激器放电刺激诱发目标神经支配的肌肉收缩，提供间接客观征象，起到一定引导作用。使用肌松药后不能诱发肌肉收缩，也不能确定针尖与神经的位置。

3. 超声定位法 通过超声图像可以直接观察神经，也可以通过神经周围的肌肉、血管和骨质等间接征象确定神经位置。超声定位法是极为方便、有效和实时的操作方法。

（三）临床应用

超声引导下的神经阻滞是目前超声技术在临床麻醉工作中开展极为广泛的一项技术。既往盲探性区域神经阻滞依赖于局部解剖标志、针刺异感和神经刺激仪引导，由于解剖变异、入血、神经鞘膜阻碍局麻药扩散等问题，严重影响了阻滞成功率和增加了相关并发症。如今，超声被誉为麻醉医生的"第三只眼"，已在临床上得到了广泛的应用。超声引导下的神经阻滞直接观察神经和周围血管、肌肉、肌腱以及药物注射位置和扩散情况，避免了神经刺激器诱发肌肉收缩引起的不适和疼痛，减少神经内和血管内药物误注造成的相关并发症。同时提高了阻滞成功率和麻醉质量，缩短阻滞起效时间和延长作用时间，降低局麻药总量等。

超声引导下的区域阻滞主要有上肢神经阻滞、下肢神经阻滞、躯干及脊柱超声引导的区域麻醉。上肢神经阻滞包括肌间沟臂丛神经阻滞、锁骨上臂丛神经阻滞、锁骨下臂丛神经阻滞、腋路臂丛神经阻滞，前臂神经阻滞等。下肢神经阻滞包括腰神经丛阻滞、股神经阻滞、不同入路的坐骨神经阻滞、隐神经阻滞、闭孔神经阻滞等。躯干及脊柱超声引导的区域麻醉包括腰方肌区域阻滞、腹横肌平面阻滞、髂腹股沟/髂腹下神经阻滞、椎旁神经阻滞、竖脊肌阻滞等。

（四）临床操作

1. 基本要求

（1）熟悉解剖结构 会识别超声解剖结构，识别神经，血管（动、静脉），肌腱，肌肉等。

（2）选择理想解剖切面 包括解剖标志清楚、神经分支集中（如腋路臂丛神经阻滞神经分布较为集中的区域在背阔肌和大圆肌联合腱的平面），穿刺路径安全（避开血管、肌腱和易损区），目标调至中央。

（3）调节最佳穿刺平面 解剖清楚，穿刺针或针道显影清楚。根据靶向目标，选择药物种类、使用容量和浓度。

（4）必要时联合使用神经刺激器。

（5）观察阻滞效果和镇静时呼吸的影响。

2. 准备工作

（1）物品准备 超声仪、穿刺针、耦合剂、神经刺激仪、局麻药、麻醉机、监护仪、镇静和抢救药品等。

（2）仪器摆放　超声仪尽量摆放于操作者正前方，药品和仪器做到随手可得。

3. 入路选择

（1）根据手术部位要求选择　如臂丛神经阻滞桡侧手术首选肌间沟和锁骨上入路，尺侧选择腋路和锁骨上。

（2）根据镇痛、肌松要求　如下肢手术术后需要保留股四头肌的肌力，可以选择隐神经阻滞，以便术后康复训练。

（3）根据患者体位　由于患者疼痛或合并其他疾病难以配合体位操作，可以灵活选择其他入路。如下肢骨折患者，后路腰丛需要患者侧卧位，这时可以选择前路腰丛（髂筋膜阻滞）或外侧入路腰丛阻滞。

（4）操作难易程度　应根据自己的操作水平和不同的操作难度选择合适的麻醉或穿刺入路。比如，相对后路坐骨神经阻滞，腘窝入路坐骨神经阻滞更为简单和容易。

（5）不同人群穿刺阻滞成功率不同　小儿髂筋膜阻滞对股外侧皮神经和闭孔神经阻滞成功率更高，成人则后路腰丛更具优势。

（6）药物起效时间　为了更快达到手术要求，缩短麻醉起效时间，可以选择神经细小和分支分散的部位注药。腘窝坐骨神经阻滞在坐骨神经分叉之上，神经粗大，用药量大，起效慢，可以在分叉处给药，分别对腓总神经和胫神经进行阻滞。

（7）是否留置导管　为了方便置管的固定和护理，需要考虑置管方向来确定穿刺入路。如肩部置管，尽量选择锁骨下入路。

（8）穿刺部位条件　穿刺部位需选择完整、无感染，同时接近解剖定位标识的部位作为进针区。

（9）患者具体病情　抗凝或溶栓患者，合并心肺功能不佳患者不能选择椎管内麻醉，全麻也存在较大风险，可以尽量选择浅表神经阻滞完成手术，即选择可以及时发现出血和方便压迫止血的部位。如可以选择前路腰丛代替后路腰丛进行下肢手术。

4. 穿刺要点

（1）确定最理想的解剖切面。

（2）选择最佳穿刺平面　针道显示清楚，常选择短轴平面内穿刺。

（3）平面内穿刺　延长针道，使针道尽量与声束垂直有助于针体显影，即"舍近求远，近而不达"。针道长，有更多的针体显影机会，根据起始针道可以提前调整进针方向，且置管隧道长，漏液发生少。

（4）平面外浅部穿刺　提前预估穿刺针与目标神经的距离，入针点与探头留一定距离，进针过程中探头随针尖移动而倾斜，即"欲合先离，针走头随"。

（5）平面外深部穿刺　采用小角度，靠近探头进针，将针与探头接近平行。可借助试注水道寻找针尖位置和神经刺激器寻找目标神经。

二、超声下的血管评估与穿刺

目前临床麻醉实践中，深静脉穿刺和直接动脉压监测越来越多，麻醉医生多根据体表标志和自身经验进行操作，具有一定的盲目性，经常会出现操作失败或并发症，尤其是对于肥胖、婴幼儿、本身解剖变异、血流动力学不稳定者来说，更容易出现穿刺失败或并发症。大量文献认为超声引导下进行血管穿刺能够缩短穿刺时间，减少穿刺次数，降低穿刺相关并发症的发生率。

超声下的血管评估包括动静脉解剖位置、动静脉鉴别、血管内斑块与血栓等。超声引导下的深静脉穿刺包括颈内静脉穿刺、锁骨下静脉穿刺、股静脉穿刺等。超声引导下的动脉穿刺主要为桡动脉穿刺。

三、围术期超声快速评估

随着超声技术的发展，超声逐步应用于围术期评估与监测。超声可以协助困难气道的评估和气道的快速建立。评估胃内容物性质和残胃量，以防反流误吸。围术期进行循环评估，对血容量、心功能进行监测，以进行相应处理。肺部超声可以及时发现气胸、肺水肿、肺不张等肺部改变，以帮助纠正呼吸功能。另外创伤的 FAST 评估，能及早和及时发现围术期胸腔和腹腔内的出血，以便得到及时处理。

（左友波　万　勇）

第二章　超声引导的上肢神经阻滞

二维码 2-1
本章图片

近年来，超声引导下的外周神经阻滞逐渐受到重视并得到迅速普及，其优势是超声能为操作者提供目标区域实时解剖学信息。操作者通过超声图像能清楚地分辨神经及其周围组织结构，控制穿刺针朝着目标神经方向进针，并观察到局麻药的扩散情况，提高了阻滞成功率，并最大限度地减少相关并发症的发生。超声引导下的外周神经阻滞对生理机能干扰小，安全可靠，超声引导下的上肢神经阻滞是上肢及肩部手术最常用的麻醉方法。

第一节　超声引导下的臂丛神经阻滞

臂丛神经通常来源于 C_5～T_1 神经根前支，组成臂丛的各神经根前支经椎间孔发出后，5 条神经根交汇形成 3 条上下重叠的神经干，C_5、C_6 的前支组成上干，C_7 的前支移行成为中干，C_8 的前支和 T_1 的前支大部分合成下干。3 条神经干从由前斜角肌和中斜角肌形成的斜角肌间隙（肌间沟）穿过，在锁骨上方或后方分为 6 股（3 条前股和 3 条后股），此处神经较为紧密和集中。在锁骨下区域，6 股神经又汇成 3 条神经束（外侧束、内侧束、后束），于腋动脉外侧从锁骨后方穿过。在胸小肌外侧缘水平，3 条神经束发出终末支，外侧束发出正中神经和肌皮神经，内侧束发出部分正中神经、尺神经、前臂内侧皮神经和臂内侧皮神经，后束发出腋神经和桡神经（图 2-1）。臂丛神经主要支配手、臂、部分胸壁的肌肉运动以及绝大部分手、臂及部分肩部的感觉。

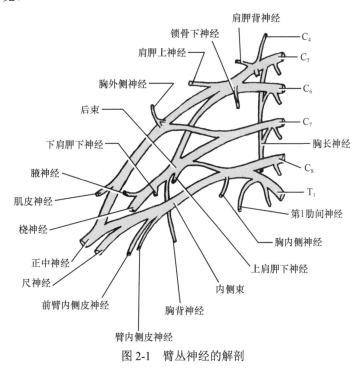

图 2-1　臂丛神经的解剖

一、肌间沟入路臂丛神经阻滞

（一）超声解剖与图像解读

肌间沟臂丛神经超声探查主要有两种方法：一种是由颈正中向外侧扫查，依次识别气管、甲状腺、颈动脉、颈内静脉、胸锁乳突肌、前斜角肌和中斜角肌，前斜角肌和中斜角肌之间的"串珠样"结构即为臂丛神经（图 2-2）；另一种方法是由锁骨上开始向头侧追踪扫查，识别锁骨下动脉、第一肋骨、胸膜、锁骨上臂丛神经，由下至上追踪臂丛神经至肌间沟入路。对于初学者，第一种方法组织结构容易识别，较为简单易学。臂丛神经根或干超声显示为低回声暗区，形似血管，但无搏动、压之无闭合，应在穿刺前用彩色多普勒模式区分神经与血管，并识别神经附近的血管，避免穿刺损伤和局麻药误入血管。在肌间沟，C_6 神经根通常表现为 2 个低回声环。仅在小部分正常人群中肌间沟位置所示的三个低回声圆形暗区即是臂丛神经的上、中、下三干。

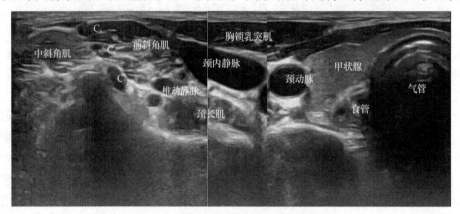

图 2-2　从颈正中扫查臂丛神经超声图

神经来源可以通过追踪法确定，如追踪 C_6 时，当探头向头侧移至 C_6 水平时，因 C_6 椎体横突前后结节特别粗大，超声下 C_6 椎体横突呈"火山口样"特征，C_6 神经根在前后结节之间的"火山口"内（图 2-3）。继续向头侧移动探头，可见 C_5 神经根出没于 C_5 椎体横突前后结节所形成的"火山口"内，与 C_6 相比，C_5 前后结节形成的"火山口"更为狭小。当探头在 C_6 水平向足侧移动，达 C_7 水平可见 C_7 椎体的横突没有前结节，只有后结节，超声下呈"沙滩椅样"，这是识别 C_7 椎体横突的重要特征（图 2-4）。在 C_7 椎体横突的内侧可见一搏动的暗区，彩色多普勒模式可见血流信号，此为裸露在外的椎动脉，在穿刺过程中需要将其与 C_7 神经根相鉴别。超声下 C_6、C_7 椎体横突的识别还有助于星状神经节的定位与阻滞治疗，有助于颈背部疼痛的后跟神经定位与阻滞治疗。

（二）穿刺前准备

1. 患者体位　去枕平卧位，肩部垫高或头高 45°，也可采用患肢在上的侧卧位。

2. 药品准备　通常需要 20～30mL 局部麻醉药。长效阻滞通常使用 0.125%～0.5% 的罗哌卡因或 0.25%～0.375% 的丁哌卡因。短效阻滞通常使用 1%～2% 的利多卡因。常规准备抢救药品和镇静药物。

3. 仪器耗材　超声仪、高频线阵探头、耦合剂、5cm 或 8cm 长神经阻滞穿刺针、碘伏棉签、无菌保护套、无菌手套、无菌洞巾等。

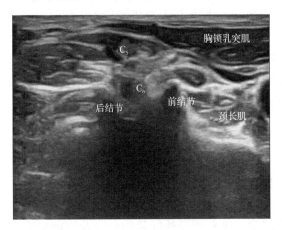

图 2-3 "火山口样征"

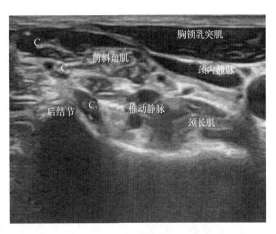

图 2-4 "沙滩椅征"

（三）操作方法

1. 患者取仰卧位或半坐卧位，去枕，头偏向阻滞对侧。为减轻患者穿刺过程中的紧张与疼痛，穿刺前可给予静脉镇静镇痛药（常用咪达唑仑 1～2mg 或芬太尼 50～100μg 或舒芬太尼 2.5～10μg 静脉注射或右美托咪定 0.5～1μg/kg 穿刺前泵注）。

2. 超声仪置于操作者前方，选择线阵探头，均匀涂抹耦合剂，在环状软骨水平由颈正中向外侧扫查，依次识别气管、甲状腺、颈动脉、颈内静脉、胸锁乳突肌、前斜角肌和中斜角肌，前斜角肌和中斜角肌之间的"串珠样"结构即为臂丛神经。

3. 消毒铺巾，将涂好耦合剂的探头套入无菌保护套。在皮肤和探头之间用无菌耦合剂或水耦合，再次探查神经。调节探头，选择最佳切面，避开血管；调节图像质量和图像深浅位置，使目标神经处于图像中央。

4. 采用平面内技术或平面外技术进针，推荐使用短轴平面内进针。在超声探头的外侧皮肤处穿刺，经中斜角肌推进，使针尖位于臂丛的后外侧，回抽无血后注射局麻药（图 2-5）。观察局麻药的扩散情况，使药液在臂丛神经的外侧扩散，也可调节针尖位置，使臂丛神经完全浸泡在局麻药液里。

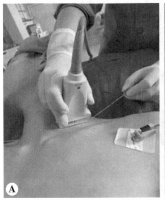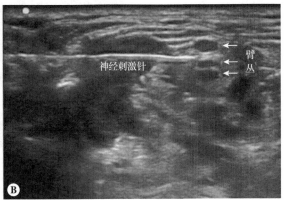

图 2-5 超声引导下行肌间沟臂丛神经阻滞

A. 探头放置图；B. 超声图

5. 膈神经自 $C_3 \sim C_5$ 神经根发出，在肌间沟水平走行于前斜角肌的表面，距离臂丛神经较近，在肌间沟臂丛阻滞时常常被扩散的局麻药液阻滞。有文献报道若在肌间沟水平注射大容量的局麻药，出现膈神经阻滞的发生率可达 100%。虽然大部分情况下发生单侧膈神经阻滞时对患者呼吸功能影响并不严重，但对于合并有呼吸功能不全的患者发生单侧膈神经阻滞仍会造成严重的后果。相关研究文献指出，注射在肌间沟里局麻药液的容量和药液在肌间沟内扩散是出现膈神经阻滞的关键因素。因此行肌间沟阻滞时，应尽量避免药物向前斜角肌表面扩散。

（四）临床应用

1. 适应证　肌间沟臂丛神经阻滞可应用于肩部手术、上臂近端和锁骨外侧的手术；但上臂内侧、前臂和手的尺侧发生不完全阻滞的概率高，联合尺神经阻滞后可行前臂和手部手术。

2. 并发症　肌间沟臂丛神经阻滞有误入蛛网膜下腔和硬膜外间隙的危险及出现血管内注射、喉返神经阻滞、膈神经阻滞、霍纳综合征，因此不宜同时实施双侧肌间沟入路的臂丛神经阻滞。

3. 禁忌证　肌间沟入路臂丛神经阻滞的禁忌证主要有：对侧膈神经或喉返神经麻痹、穿刺部位感染、患者拒绝神经阻滞麻醉。

二、锁骨上入路臂丛神经阻滞

（一）超声解剖与图像解读

锁骨下动脉位于锁骨中点，在前、中斜角肌之间穿过第一肋骨，在超声图像上锁骨下动脉搏动明显，是锁骨上臂丛神经最重要的标志。锁骨下动脉外下方有一高亮回声线，伴后方无回声影，此为第一肋骨的声像。在第一肋的内外侧深面又有随呼吸滑动的高亮回声线，此为胸膜，穿刺前注意识别胸膜和肋骨，避免穿刺损伤。在锁骨下动脉的外上方，有类似蜂房状或葡萄串状的低回声区并被高回声包绕的结构即是臂丛神经（图 2-6）。在锁骨下动脉的内侧为前斜角肌，外侧为中斜角肌。此处臂丛神经比较集中，可以达到比较完善的臂丛神经阻滞，适用于绝大部分的上肢手术。

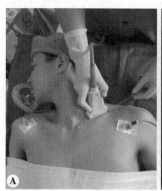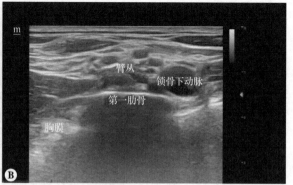

图 2-6　超声引导下锁骨上臂丛神经阻滞

A. 探头放置图；B. 超声图

（二）穿刺前准备

1. 患者体位　去枕平卧位，患侧肩下垫薄枕，上肢紧贴身旁，头转向对侧。抬头，深吸气可使解剖结构更加清楚。

2. 药品准备　通常需要 20～30mL 局部麻醉药。长效阻滞通常使用 0.125%～0.5%的罗哌卡因或 0.25%～0.375%的丁哌卡因。短效阻滞通常使用 1%～2%的利多卡因。常规准备抢救药品和镇静药物。

3. 仪器耗材　超声仪、高频线阵探头、耦合剂、5cm 或 8cm 长神经阻滞穿刺针、碘伏棉签、无菌保护套、无菌手套、无菌洞巾等。

（三）操作方法

1. 患者取仰卧位或半坐卧位，去枕，头偏向阻滞对侧。消毒铺巾后，将涂好耦合剂的探头套入无菌套头。为减轻穿刺过程中的疼痛，穿刺前可给予静脉镇静镇痛药（常用咪达唑仑 1～2mg 或芬太尼 50～100μg 或舒芬太尼 2.5～10μg 或右美托咪定 0.5μg/kg 等）。

2. 将高频线阵探头置于锁骨上窝，行冠状面斜向胸腔扫描，可获得锁骨下动脉和臂丛神经的横断面超声图像。锁骨下动脉在锁骨中点，前、中斜角肌之间穿过第一肋骨，其搏动十分明显，而紧靠锁骨下动脉深部、侧面的线状高回声结构就是胸膜和第一肋骨。第一肋骨和胸膜均显示为高回声线条，但第一肋下方为低回声或无回声区域，而胸膜下则呈现为"彗星尾征"，胸膜可随呼吸动作滑动。第一肋上方可见搏动的锁骨下动脉，其外上方为低回声"葡萄串样"的臂丛神经。根据臂丛神经被扫描的水平和探头的方向不同，臂丛神经可呈椭圆形或扁平形。此处的臂丛常见于皮下 1～2cm 深处，因此操作过程中需牢记臂丛神经的解剖特点。

3. 当神经显影清楚明确后，固定探头位置及方向，采用短轴平面内技术由外向内进针。进针角度与皮肤呈 15°～30°，进针角度越小，穿刺针在超声上的显影越清楚。进针时应始终保持穿刺针与探头在同一个平面，引导穿刺针针尖接近神经后，回抽无血无气再注药。观察药液扩散位置，当药液紧密围绕神经分布即表明针尖位置恰当，否则需继续调整穿刺针位置使药液在神经丛周围扩散。

4. 注药方法可采用一点给药或多点给药的方式，多点注射法既有利于药物的扩散，也可以减少药物的使用总量；但多点注射法可能会增加神经损伤和穿破胸膜及血管的风险。因此当多点注射时，第一注射点应选择在臂丛神经的下方，使臂丛神经漂浮在药液上方，利于随后的多点注射。在注药前必须注意在药液和注药的管路中无明显的空气存在，否则可能在注药后影响超声图像，无法清楚观察药液的扩散情况。

（四）临床应用

1. 适应证　锁骨上臂丛神经阻滞可应用于肩部以下的上肢手术，阻滞区域包括肱骨中段至手指区域的所有手术。

2. 并发症　锁骨上神经阻滞的常见并发症有气胸、膈神经阻滞、锁骨下动脉损伤，罕见并发症有乳糜胸。尽管锁骨上神经阻滞与肌间沟入路比较，造成膈神经麻痹的发生率较低，但仍需警惕膈神经阻滞的发生。因此对于严重的限制性或慢性阻塞性肺疾病患者，应选择其他入路行臂丛神经阻滞。行锁骨上臂丛神经阻滞后患者若出现呼吸困难、气促症状时，需要鉴别是否发生了膈神经阻滞还是发生了气胸，可以通过肺部超声进行早期鉴别诊断。

3. 禁忌证　锁骨上入路臂丛神经阻滞的禁忌证有：患者拒绝、进针点感染、局麻药物过敏，相对禁忌证有严重肺部疾患、同侧神经肌肉损伤、对侧膈神经/膈肌损伤、同/对侧气胸、严重凝血功能障碍、脓毒血症或未经处理的菌血症。

三、锁骨下入路臂丛神经阻滞

（一）超声解剖及图像解读

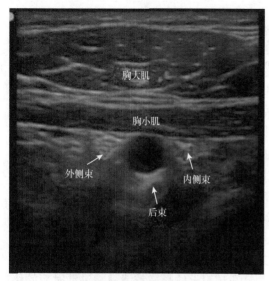

图2-7　超声下锁骨下臂丛神经

锁骨下入路的臂丛神经位置较其他入路更深，有研究表明锁骨下臂丛神经距离体表男性平均距离约为4.2cm，女性为4.0cm。超声下臂丛神经位于胸小肌深面的腋动脉周围。在超声图像上，腋动脉上方覆盖有胸大肌和胸小肌，在腋动脉内侧可见腋静脉及多个小血管声像，如果用力下压探头可将这些小血管压闭，使用彩色多普勒模式有助于识别这些小血管，在穿刺时以免损伤血管。腋动脉的头侧是臂丛神经外侧束、后束位于腋动脉的后方，在腋动脉与腋静脉之间是臂丛神经的内侧束（图2-7）。此处臂丛神经在超声下呈高回声信号。若将超声波束向内倾斜，可以探及深处的胸膜和肺组织；若将超声波束向外倾斜或探头向外移动至喙突旁，可避开胸膜。

（二）穿刺前准备

1. 患者体位　去枕平卧位，患侧肩下垫薄枕，患侧肢体内收处于舒适的位置。患者头部偏向健侧。

2. 药品准备　通常需要20～30mL局部麻醉药。长效阻滞通常使用0.125%～0.5%的罗哌卡因或0.25%～0.375%的丁哌卡因。短效阻滞通常使用1%～2%的利多卡因。常规准备抢救药品和镇静药物。

3. 仪器耗材　超声仪、高频线阵探头、耦合剂、5cm或8cm长神经阻滞穿刺针、碘伏棉签、无菌保护套、无菌手套、无菌洞巾等。

（三）操作方法

1. 患者取仰卧位或半坐卧位，去枕，头偏向阻滞对侧。消毒铺巾后，将涂好耦合剂的探头套入无菌套头。为减轻穿刺过程中的疼痛，穿刺前可给予静脉镇静镇痛药（常用咪达唑仑1～2mg或芬太尼50～100μg或舒芬太尼2.5～10μg或右美托咪定0.5μg/kg等）。

2. 探头纵向放置于锁骨外侧1/3处锁骨下方部位，垂直于锁骨作旁矢状面扫查，Mark点朝向头侧。这个位置相当于腋动脉第二段水平。首先找到腋动脉，在图像的足端侧可见腋静脉，三束臂丛神经呈半月形围绕着腋动脉，分别是外侧束、内侧束和后束（图 2-8）。在腋动脉的深部可以探及到胸膜。

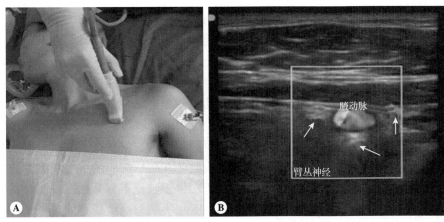

图 2-8　超声引导下锁骨下臂丛神经阻滞

A. 探头放置图；B. 超声图

3. 进针点位于头侧紧靠锁骨下方，距探头约 0.5～1cm 处，采用平面内技术更为安全可靠，穿刺针穿过胸大肌、胸小肌到达腋动脉的外侧，若采用单点法阻滞，最佳注药位点位于腋动脉外下方、外侧束的内侧与后束之间的区域。在此处注入 20～30mL 局麻药液，将沿腋动脉鞘外侧呈"U"形扩散至内侧束；若药液未扩散至内侧束，则将穿刺针沿原路径缓慢退出至胸小肌深面、腋动脉浅面压平穿刺针进针，使穿刺针尖经腋动脉前方穿过胸小肌筋膜，使针尖达到内侧束附近，回抽无血无气后注入局麻药液 5～10mL，可完成对内侧束的包裹，此时应特别注意避免穿刺针刺伤腋静脉。

4. 由于锁骨下入路的臂丛神经位置较深，进针时若进针角度较大会导致针尖显影欠佳，此时可根据针尖运动时带动组织的运动或通过少量（1～2mL）注射局麻药物观察药液扩散位置来进行辅助定位。穿刺过程中应多次放松探头，明确穿刺目标区域的静脉位置，以避开静脉，防止损伤，同时在注药过程中应多次回抽，避免血管内注射。

5. 采用多点注射法进行穿刺注射时，尤其是对后束进行阻滞时，由于此处离胸膜很近，损伤胸膜的可能性很大，因此该入路的多点注射法不适用于初学者或技术不熟练者。

6. 将超声探头向外侧移动至锁骨下喙突水平，探头向内侧倾斜可避开胸膜，在此实施阻滞可避免损伤胸膜，此谓喙突旁入路臂丛阻滞，也称为改良锁骨下入路臂丛神经阻滞。

（四）临床应用

1. **适应证**　锁骨下臂丛神经阻滞适用于前臂的外科手术，若行肱骨远端或肘关节手术需要同时阻滞肋间臂神经。

2. **并发症**　常见的并发症有穿刺部位感染、局部血肿、神经损伤、局麻药中毒以及气胸等。

3. **禁忌证**　锁骨下入路臂丛神经的禁忌证有：患者拒绝、进针点感染、局麻药物过敏，相对禁忌证有同侧神经肌肉损伤、严重凝血功能障碍、脓毒血症或未经处理的菌血症。

四、腋路臂丛神经阻滞

（一）超声解剖及图像解读

腋路臂丛神经阻滞超声切面位于腋窝顶部，定位标志是腋动脉。在超声图像上可以非常容易地观察到腋动脉的搏动，在其内侧上方可见有一个或数个液性暗区，轻压探头即可将其压闭，此为腋静脉及其分支。一般正中神经位于腋动脉外上方，桡神经位于腋动脉的下方，尺神经位于腋静脉和腋动脉之间（图 2-9）。在腋鞘周围包绕有三块肌肉，位于外侧表层的是肱二头肌，在肱二头肌的下面和肱骨的表面是喙肱肌，位于腋鞘下方是肱三头肌。在腋动脉外侧，肱二头肌与喙肱肌之间可见呈蜂房状的高回声影像，此为肌皮神经。

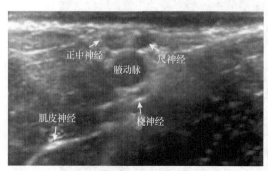

图 2-9　超声引导下腋路臂丛神经影像

（二）穿刺前准备

1. 患者体位　去枕平卧位，患侧上肢外展 90°，肘关节屈曲，呈"敬礼状"。

2. 药品准备　通常需要 20～30mL 局部麻醉药。长效阻滞通常使用 0.125%～0.5%的罗哌卡因或 0.25%～0.375%的丁哌卡因。短效阻滞通常使用 1%～2%的利多卡因。常规准备抢救药品和镇静药物。

3. 仪器耗材　超声仪、高频线阵探头、耦合剂、5cm 或 8cm 长神经阻滞穿刺针、碘伏棉签、无菌保护套、无菌手套、无菌洞巾等。

（三）操作方法

1. 患者取仰卧位，去枕，患者上肢呈"敬礼状"（图 2-10）。消毒铺巾后，将涂好耦合剂的探头套入无菌套头。为减轻穿刺过程中的疼痛，穿刺前可给予静脉镇静镇痛药（常用咪达唑仑 1～2mg 或芬太尼 50～100μg 或舒芬太尼 2.5～10μg 或右美托咪定 0.5μg/kg 等药物）。

2. 将探头标记点向外侧，超声探头长轴与腋动、静脉垂直。在超声图像上首先寻找腋动脉，腋动脉呈圆形或椭圆形，动态观察有明显的搏动，进一步可采用超声多普勒确认。在腋动脉内上方可见一个或数个低回声暗区，此为腋静脉及其分支，在进针前应辨清静脉血管所在位置，然后压闭静脉，在腋动脉周围可见臂丛神经束，神经束在图像上表现为蜂房状的高回声区。一般正中神经位于腋动脉外上方，桡神经位于腋动脉的下方，尺神经位于腋静脉和腋动脉之间。肌皮神经从腋窝近端即从血管神经鞘内发出，走行在肱

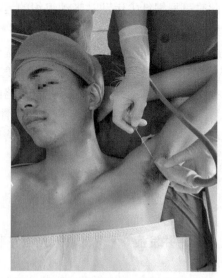

图 2-10　腋路臂丛神经阻滞平面内穿刺示意图

二头肌和喙肱肌之间，超声下影像呈半月形或梭形的高回声结构。

3. 探头在腋窝部横跨腋动脉。操作者加压探头，使患者腋静脉闭合。采用平面内方法在探头外侧端处进针。由于缺乏一个合适的目标点位，难以采用单点法将腋动脉周围的三个神经一并阻滞，故推荐采用多点法分别阻滞。阻滞的顺序应遵循先深后浅，先内侧再外侧的原则。首先阻滞位于腋动脉深处的桡神经，然后是位于腋动脉内侧的尺神经，再阻滞腋动脉外上方的正中神经，最后阻滞位于喙肱肌的肌皮神经。也可以先阻滞肌皮神经，再阻滞三根主要神经，若最后阻滞肌皮神经，有可能药液使组织结构改变使肌皮神经查找困难。

4. 在阻滞尺神经时，由于尺神经位于腋动脉与腋静脉之间，若直接穿过腋静脉注药可能会导致局麻药液被快速吸收入血，所以并不主张采用刺破血管的方法进行阻滞，可采用"水分离"的方法，在腋静脉的外侧少量推注局麻药液，通过药液的扩散将腋静脉向内侧推挤，以达到增加进针空间的目的，然后调整针尖方向，以针干将腋动脉下压，使针尖到达尺神经附近，回抽无血后推注药液，并观察药液扩散，若无药液扩散影像，需警惕针尖刺入血管。

5. 此入路无法阻滞到前臂内侧皮神经和臂内侧皮神经，因此发生前臂阻滞不全的可能性较大，应在完成腋路的阻滞后补充追加前臂内侧皮神经和臂内侧皮神经的阻滞。

（四）临床应用

1. 适应证　腋路臂丛神经阻滞可用于肘部、前臂和手部的手术。

2. 并发症　腋路臂丛神经阻滞的并发症主要有局麻药中毒、局部血肿、穿刺部位感染、神经损伤；其中局麻药中毒的发生率与其他入路臂丛神经阻滞相比具有较高的发生率，这与腋入路周围血管丰富有关，在穿刺过程中若针尖显示不清，极其容易刺破血管，即使没有发生血管内注射，也会因为局麻药随血管破损处快速入血而出现中毒症状。

3. 禁忌证　患者拒绝、进针点感染、已知患者存在局麻药物过敏。

第二节　臂丛三大终末支神经阻滞

由于解剖变异的关系，臂丛神经各个入路均可能存在阻滞不全的情况，在实施了近端臂丛神经阻滞后常常需要仔细测试各个终末支阻滞情况，并根据实际情况可以在超声引导下进行臂丛神经各终末支的选择性补救阻滞。同时，由于日间手术的开展，在某些前臂或手部短小手术的麻醉选择时，需要尽可能地保留患者手臂的运动功能，此时近端的臂丛神经阻滞可能并不是很好的选择，而选择性的臂丛终末支神经阻滞则成为这类手术的最佳麻醉方式，并可以在不影响前臂运动的基础上提供较好的镇痛治疗。

一、桡神经阻滞

（一）解剖基础

桡神经由臂丛后束分支，在腋窝处桡神经位于腋动脉的深面，与腋动脉伴行并自肱骨后方经肱骨桡神经沟绕行至前外侧，穿过臂外侧肌间沟后走行至肱肌与肱桡肌之间（肘横纹处）分为浅、深二支，浅支经肱桡肌深面，至前臂桡动脉的外侧下行，于腕上约 7cm 处离开桡动脉，经肱桡肌腱深面转至前臂后区，下行至手背；深支穿旋后肌至前臂后区，改称为骨间后神经，支配前臂后群肌肉（图 2-11）。

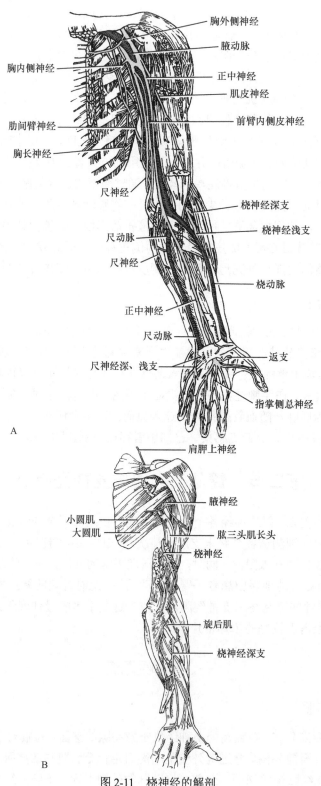

图 2-11　桡神经的解剖

A. 上肢前面的神经；B. 上肢后面的神经

（二）操作方法与图像识别

1. 患者及药品的准备

（1）患者体位　仰卧位，肩关节适当外展，肘屈曲（图 2-12）。

（2）药品准备　0.125%～0.5%的罗哌卡因或 1%～2%的利多卡因或 0.25%～0.375%的丁哌卡因，4～5mL。

2. 探头及部位选择

（1）探头　8～14MHz 线阵探头。

（2）部位选择　肘横纹上约 7cm 肱骨前外侧处。

3. 操作方法

（1）准备好所需器材（超声仪、合适的探头、耦合剂、23～25G 神经阻滞穿刺针、碘伏棉签、无菌套头、无菌手套、无菌洞巾）。

（2）患者取合适体位。消毒铺巾后，将涂好耦合剂的探头套入无菌套头。

（3）探头放置于肘横纹上约 7cm 上臂前外侧处，可见明显的肱骨外侧高回声蜂房状声影位于低回声的肱二头肌和肱三头肌之间，一般呈三角形或椭圆形，该高回声声影即是桡神经（图 2-12）。沿上臂长轴向头侧滑动探头可见桡神经逐渐汇入肱骨的声影后方。

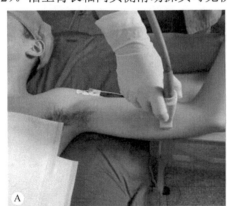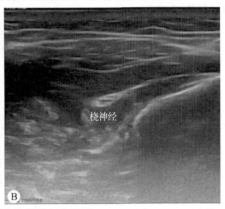

图 2-12　超声下肘上位置桡神经图像

A. 探头放置；B. 超声图

（4）采用平面内技术，针尖进入皮下后横穿过肱二头肌，到达桡神经旁，回抽无血后，推注 1～2mL 局麻药以试验扩开位置，确认后推注剩余局麻药。

二、尺神经阻滞

（一）解剖基础

尺神经起自臂丛内侧束，在上臂内侧沿肱二头肌与肱三头肌间隔内侧沟下行至臂中份，行走于肱三头肌长头浅面向内向后进入肱骨内上髁与尺骨鹰嘴之间的尺神经沟，穿尺侧腕屈肌、指深屈肌、指浅屈肌之间进入前臂，在尺侧腕屈肌深面下行至腕部，在前臂下 2/3 段尺神经与尺动脉伴行，至腕部经尺动脉的内侧于尺侧屈腕肌腱之间穿腕尺侧管入手掌。

（二）操作方法与图像识别

1. 患者及药品的准备

（1）患者体位　肘部尺神经阻滞：仰卧位，手臂外展，向上屈肘；前臂尺神经阻滞：仰卧位，手臂外展伸直，掌心向上。

（2）药品准备　0.125%～0.5%罗哌卡因或 1%～2%利多卡因或 0.25%～0.375%丁哌卡因，4～5mL。

2. 探头及部位选择

（1）探头　8～14MHz 线阵探头。

（2）部位选择　肘部尺神经阻滞：探头横置于肱骨内上髁上缘；前臂尺神经阻滞：探头横置于前臂中段偏尺侧。

3. 操作方法

（1）准备好所需器材（超声仪、合适的探头、耦合剂、23～25G 神经阻滞穿刺针、碘伏棉签、无菌套头、无菌手套、无菌洞巾）。

（2）患者取合适体位。消毒铺巾后，将涂好耦合剂的探头套入无菌保护套。

（3）探头放置于肱骨内上髁上缘，可见明显的拱门状肱骨内上髁高回声显影，低回声并伴有点状高回声均匀分布的肱三头肌，以及搏动的尺侧上副动脉，在尺侧上副动脉与肱三头肌之间的椭圆形蜂窝状高回声影，即为肘部尺神经。探头置于前臂中段偏尺侧（尺侧腕屈肌下缘），来回滑动探头，找到此部位的尺动脉，尺动脉内侧可见一三角形或椭圆形的高回声结构，即为前臂尺神经（图 2-13）。

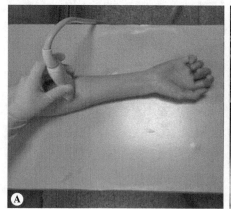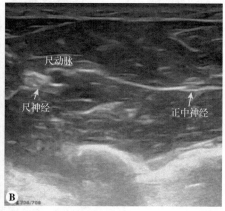

图 2-13　超声下前臂尺神经和正中神经图像

A. 探头放置图；B. 超声图

（4）采用平面内技术，从探头外侧进针，针尖靠近尺神经旁，回抽无血后，推注 1～2mL 局麻药以试验扩开位置，确认后推注剩余局麻药。

三、正中神经阻滞

（一）解剖基础

正中神经起自臂丛内、外侧束，在腋动脉外侧融合成正中神经，伴肱动脉于肱二头肌内侧头下行，在上臂近端正中神经伴行在肱动脉的外侧，当下行至臂中段过程中正中神经逐渐自肱动脉前方转向肱动脉内侧，走行于肱二头肌和肱肌之间。在肘部肱动脉和正中神经走行于肱二头肌腱膜深面，在桡骨颈平面肱动脉分为桡动脉和尺动脉，正中神经在肘部发出关节支支配肘关节，主干越过尺动脉前方从旋前圆肌的两头之间穿过进入前臂指浅屈肌深面下行，在前臂中 1/3 段，正中神经位于指浅、深屈肌之间，下行至前臂下 1/3 段，正中神经位于桡侧腕屈肌腱和掌长肌腱之间，表面仅有皮肤和浅、深筋膜，在前臂正中神经发出肌支支配旋前圆肌、桡侧腕屈肌、掌长肌和指浅屈肌，并发出骨间前神经。

（二）操作方法与图像识别

1. 患者及药品的准备

（1）患者体位　行正中神经阻滞时患者取仰卧位，手臂外展伸直，掌心向上。

（2）药品准备　0.125%～0.5%罗哌卡因或 1%～2%利多卡因或 0.25%～0.375%丁哌卡因，4～5mL。

2. 探头及部位选择

（1）探头　8～14MHz 线阵探头。

（2）部位选择　肘部正中神经阻滞：探头横置于肘横纹上 3～4cm，偏内侧缘；前臂正中神经阻滞：探头横置于前臂中段。

3. 操作方法

（1）准备好所需器材（超声仪、合适的探头、耦合剂、23～25G 神经阻滞穿刺针、碘伏棉签、无菌套头、无菌手套、无菌洞巾）。

（2）患者取合适体位。消毒铺巾后，将涂好耦合剂的探头套入无菌套头。

（3）探头放置于肘横纹上 3～4cm，偏内侧缘，来回滑动寻找肱动脉，可使用彩色多普勒识别血管，在肱动脉内侧可见一椭圆形蜂窝状高回声影，即为肘部正中神经，在该处实施正中神经阻滞有损伤血管的可能，故临床应用较少。

（4）探头放置在前臂中段，此处正中神经位于指深屈肌和指浅屈肌之间的肌肉筋膜内，无血管伴行，也无肌腱附着，因此正中神经显影最为清楚，在超声下为一类圆形的蜂窝样高回声结构（图 2-13）。在此处行阻滞可以采用肌肉间筋膜平面法，将局麻药注射至肌肉间的筋膜平面内，以免穿刺针损伤神经。

（5）采用平面内技术，从探头外侧进针，指深屈肌和指浅屈肌之间的肌肉筋膜内，回抽无血后，推注 1～2mL 局麻药以试验扩开位置，确认药液扩散位于筋膜平面内后推注剩余局麻药。

第三节　超声引导下的其他上肢相关神经阻滞

一、颈浅丛神经阻滞

（一）解剖基础

颈丛（cervical plexus）由 C_1～C_4 前支和 C_5 的部分组成。其中颈丛浅支有 4 条分支，从胸锁乳突肌后缘中点处穿出，分别呈升、横、降放射状走行，支配头、颈和肩前部大部分的皮肤（图 2-14）。枕小神经沿胸锁乳突肌后缘向上走行，支配颈部上外侧皮肤和枕区头皮。耳大神经沿胸锁乳突肌表面向前向上走行，支配耳部、乳突部大部分皮肤及面部后下方皮肤。颈横神经沿胸锁乳突肌向前走行，支配颈前区皮肤。锁骨上神经沿胸锁乳突肌向下外侧走行，支配锁骨表面和至第二肋骨水平的胸前区皮肤，并支配胸锁关节和肩锁关节的感觉。

上述枕小神经、耳大神经、颈横神经及锁骨上神经自胸锁乳突肌后缘中点附近浅出至对应支配区域的浅筋膜层，故在胸锁乳突肌后缘中点的深面注药可同时阻滞到上述神经。

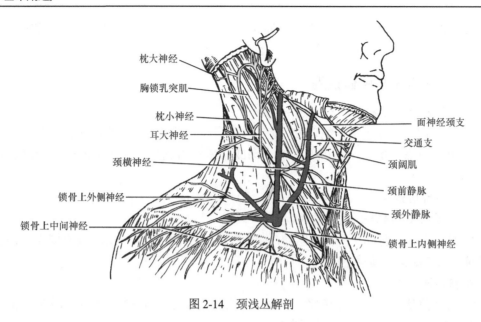

图 2-14　颈浅丛解剖

（二）操作方法与图像识别

1. 患者及药品的准备

（1）患者体位　仰卧位或半坐卧位，去枕，头偏向阻滞对侧。

（2）药品准备　0.125%～0.5%罗哌卡因或 1%～2%利多卡因或 0.25%～0.375%丁哌卡因，10～15mL。

2. 探头及部位选择

（1）探头　高频线阵探头。

（2）部位选择　探头放置于胸锁乳突肌后缘中点处，平环状软骨水平。

3. 操作方法

（1）准备好所需器材（超声仪、合适的探头、耦合剂、23～25G 神经阻滞穿刺针、碘伏棉签、无菌套头、无菌手套、无菌洞巾）。

（2）患者取仰卧位或半坐卧位，去枕，头偏向阻滞对侧。消毒铺巾后，将涂好耦合剂的探头套入无菌套头。

（3）探头放置于胸锁乳突肌后缘中点处，平环状软骨水平，将胸锁乳突肌后缘及椎前筋膜显示良好后，寻找椎前筋膜下方的蜂窝状的低回声结节结构，即为颈浅丛（图 2-15），但大

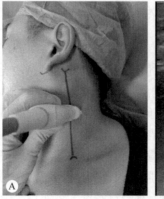
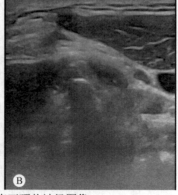

图 2-15　超声下颈丛神经图像

A. 探头放置图；B. 超声图

多数人在胸锁乳突肌后方很难明确分辨出颈浅丛的四条分支。此入路也并非完全意义的颈浅丛，有学者称之为颈中丛神经阻滞。

（4）采用平面内或者平面外进针法，针尖进入神经丛附近或胸锁乳突肌外缘的椎前筋膜下方，回抽无血及脑脊液后，推注 1～2mL 局麻药以试验扩开位置，确认后推注剩余局麻药包绕神经丛。

4. 图像识别　颈浅丛位置表浅，又有胸锁乳突肌作为明确的目标定位，一般而言定位相对容易，仅需通过体表定位胸锁乳突肌后缘中点即可实施阻滞，但对于部分颈短患者可能存在定位困难，此时可以通过超声识别 C_5 椎体横突的位置进行定位。

将超声探头放置在肌间沟的顶端，识别肌间沟臂丛后向头侧移动探头追踪 C_5 神经根，当 C_5 神经根消失在 C_5 椎体横突前后结节之间时，探头向后侧移动寻找胸锁乳突肌后缘，在其深面注药即可阻滞颈浅丛神经。

（三）临床应用

1. 适应证　颈神经浅丛主要分布于颌下、锁骨上的整个颈部和枕部区域的皮肤及表浅组织，适用于颈部浅表组织、肩部、锁骨等部位的手术麻醉与镇痛。

2. 并发症　颈浅丛神经阻滞的并发症主要是有膈神经阻滞、局麻药中毒、穿刺部位感染。

3. 禁忌证　绝对禁忌证为患者拒绝、进针点感染、已知患者存在局麻药物过敏，相对禁忌证为对侧膈神经麻痹。

二、肋间臂神经阻滞

由于肋间臂神经不是臂丛的组成部分，在行臂丛神经阻滞时腋窝下手臂的内外侧不会完全被麻醉。故肋间臂神经阻滞可以作为锁骨下臂丛神经阻滞的补充，能减少止血带压迫的不适感，也可作为胸部手术镇痛补充方式。

（一）解剖基础

肋间臂神经为第二肋间神经的外侧皮支，在穿过肋间肌和前锯肌后横穿腋窝，出腋窝后与内侧皮神经一起支配分布于臂上部内侧面、后侧面和腋窝底的皮肤。

（二）操作方法与图像识别

1. 患者及药品的准备

（1）患者体位　仰卧位，手臂外展 90°，掌心向上。

（2）药品准备　0.125%～0.5% 罗哌卡因或 1%～2% 利多卡因，3～5mL。

2. 探头及部位选择

（1）探头　高频线阵探头。

（2）部位选择　手法触摸到腋动脉后，将超声探头横向放置于动脉搏动处。

3. 操作方法

（1）准备好所需器材（超声仪、合适的探头、耦合剂、23～25G 神经阻滞穿刺针、碘伏棉签、无菌套头、无菌手套、无菌洞巾）。

（2）患者取合适体位。消毒铺巾后，将涂好耦合剂的探头套入无菌套头。

（3）探头与上臂走行方向垂直，横向放置于腋动脉搏动处，可识别腋动脉、腋静脉以及皮肤软组织下高回声的深筋膜。在腋动脉的外侧、深筋膜以外可见贵要静脉，对应贵要静脉的深筋膜外侧高回声即为肋间臂神经。

（4）采用平面外技术，从探头外侧进针，针尖靠近神经旁，回抽无血后，推注 1～2mL 局麻药以试验扩开位置，确认后推注剩余局麻药。

（三）临床应用

1. 适应证　超声引导下的肋间臂神经阻滞主要用作臂丛神经阻滞补充，而很少单独应用。特别是在应用止血带或者手术切口延伸至肱骨内侧或腋窝区域时，需追加肋间臂神经阻滞。

2. 并发症　除了出血和（或）穿刺部位感染这两种所有有创操作都可能发生的并发症外，无其他并发症发生。

三、臂内侧皮神经阻滞

（一）解剖基础

臂内侧皮神经为臂丛神经的属支。起自于臂丛神经内侧束，在向下穿过腋窝时，与肋间臂神经形成交通支，在上臂与肱动脉伴行向下延伸，在臂内侧中点穿深筋膜浅出。支配肋间臂神经支配区域以下的上臂内侧和后侧皮肤感觉。

（二）操作方法与图像识别

1. 患者及药品的准备

（1）患者体位　仰卧位，手臂外展 90°，掌心向上。

（2）药品准备　0.125%～0.5%罗哌卡因或 1%～2%利多卡因，3～5mL。

2. 探头及部位选择

（1）探头　8～14MHz 线阵探头。

（2）部位选择　探头横放于肱骨内上髁上方 2.5cm 处。

3. 操作方法

（1）准备好所需器材（超声仪、合适的探头、耦合剂、23～25G 神经阻滞穿刺针、碘伏棉签、无菌套头、无菌手套、无菌洞巾）。

（2）患者取合适体位。消毒铺巾后，将涂好耦合剂的探头套入无菌套头。

（3）探头横放于肱骨内上髁上方 2.5cm 处，可见贵要静脉和静脉前方的两处类椭圆形或者类三角形蜂窝织样结构，即为臂内侧皮神经的分支，向上追踪，直至皮神经分支融合为一单一的卵圆形高回声结构。

（4）采用平面外技术，将穿刺针缓慢调整至贵要静脉以下靠近神经处，回抽无血后，推注 1～2mL 局麻药以试验扩开位置，确认后推注剩余局麻药。

（三）临床应用

超声引导下的臂内侧皮神经阻滞主要用作臂丛神经阻滞的一种辅助技术，而很少单独应用。仅在行腋路臂丛神经阻滞时或臂丛神经阻滞后上臂内侧阻滞不全时，需单独阻滞臂内侧皮神经，以减轻患者对止血带的不适。

（钟梓文　王艺铮）

第三章　超声引导的下肢神经阻滞

随着生活水平的提高、医疗技术水平的进步、人口老龄化的日益加剧、交通事故的增加，老年人接受手术治疗日益常态化和高龄化。骨科手术是老年人手术的常见手术类型之一，如骨折复位内固定术、髋关节置换术、膝关节置换术等。老年骨科手术患者同时患有较多的合并症，随着年龄的增加，器官功能也日益衰竭，常规全身麻醉或椎管内麻醉对患者生理功能影响较大。下肢神经阻滞对生理功能干扰小，术后镇痛完善，能促进患者快速康复，近几年得到了快速推广。常见超声引导的下肢神经阻滞包括：腰丛神经阻滞（包括前路和后路）、股神经阻滞、股外侧皮神经阻滞、闭孔神经阻滞、隐神经阻滞、骶丛神经阻滞、坐骨神经阻滞等。

第一节　超声引导下的腰骶丛神经阻滞技术

一、概　　述

腰骶丛神经阻滞是下肢手术麻醉和术后镇痛的常用手段，以往多采用解剖学定位联合神经刺激仪辅助定位法穿刺，往往需要较大容量的局麻药，否则阻滞效果欠佳；尤其是肥胖患者或外伤所致体表标志辨认不清时，将极大地增加操作难度，导致穿刺失败率和并发症发生率增高。随着超声影像技术的进步，成像质量的提高，在超声引导下实施腰骶丛神经阻滞并应用于临床显示出良好的效果。本节主要介绍常用的超声引导下腰骶丛阻滞技术。

二、解　剖　基　础

（一）局部解剖

腰丛由 L_1～L_4 脊神经根的前支发出（图 3-1），部分人群可能含有 T_{12} 和（或）L_5 的分支，组成腰丛的神经根自椎间孔发出之后迅速向下走行，在后腹壁、椎体横突的前方、腰大肌深面汇聚成丛，主要支配下腹壁、骨盆、会阴部以及股前区大部分皮肤、皮下组织、肌肉以及骨骼（表 3-1）。

骶丛由 L_4～S_4 脊神经根的前支发出（图 3-1），由 L_4～L_5 组成的腰骶干沿腰大肌内侧缘下行至 S_1 节段与 S_1～S_4 神经根的前支汇合而成，并沿骨盆后壁下行至坐骨大孔于梨状肌前方出骨盆，之后移行为坐骨神经。骶丛神经主要支配臀部、骨盆、股后区和小腿区大部分皮肤和皮下组织、肌肉以及骨骼（表 3-1）。

表 3-1　腰骶丛终末神经支的支配范围

腰骶丛终末神经支	皮肤感觉分布区	关节感觉	运动功能
髂腹下神经	下腹部、髋关节前区	无	腹横肌、腹斜肌
髂腹股沟神经	大腿近端内侧、阴囊/大阴唇前侧	无	腹横肌、腹斜肌
生殖股神经	股三角区、阴囊/大阴唇皮肤和黏膜	无	提睾（提睾肌）

续表

腰骶丛终末神经支	皮肤感觉分布区	关节感觉	运动功能
闭孔神经	股内侧、膝关节内侧皮肤	膝关节内侧	耻骨肌、大腿内收肌、股薄肌、闭孔外肌
股神经	股前区、小腿和踝内侧	髋关节前侧、膝关节	大腿伸直和外旋、小腿伸直和屈曲
股外侧皮神经	股外侧区	无	无
阴部神经	大部分的外生殖器	无	会阴肌
股后皮神经	股后区	无	无
臀上神经（$L_4 \sim S_1$ 发出）	臀上区	无	臀中肌、臀小肌、阔筋膜张肌
臀下神经（$L_5 \sim S_2$ 发出）	臀下区	无	臀大肌
坐骨神经	见下述终末支分布区	髋关节后侧及后内侧、膝关节后侧、踝、足	大腿屈曲和内收、小腿屈曲
腓浅神经	小腿外侧，足背部	无	足外翻、背曲和伸趾
腓深神经	第一、二趾间趾蹼	踝关节	足内收、背曲和伸趾
胫神经	足跖面	踝关节、足	小腿屈曲、足跖曲、脚趾屈曲、内收/外展
腓肠神经	足外侧区和第五趾	外踝	无

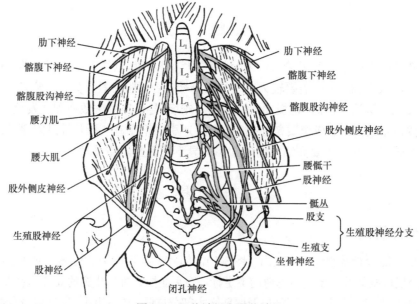

图 3-1　腰丛神经和骶丛神经

（二）超声解剖与图像识别

1. 腰丛的超声探查　腰丛位置较深，故应使用低频探头扫查。腰丛神经走行于腰大肌后方，并与腰大肌筋膜关系密切，因此在超声图像上难以将神经与肌肉筋膜分辨开。腰丛在超声上的定位往往依赖于探查清楚腰丛的周围结构，如腰大肌筋膜、腰椎及其附件等骨性标志等。骨性结构在超声上能形成强回声的亮线并在其后伴有声影的典型图像，利用低频超声探头扫查时可识别出棘突、关节突、横突、腰大肌、竖脊肌、腰方肌等结构。腰丛神经在超声图像上为位于腰大肌的深面、横突前的高亮回声。腰丛的探查方式众多，超声图像各有特点，最常用的是采用横切面的腰丛神经短轴切面和旁矢状面的腰丛神经长轴切面进行扫查。

（1）短轴切面　将探头垂直于后正中线放置在目标棘突上（图3-2），可见棘突、竖脊肌、腰方肌、关节突、横突，其中骨性结构的棘突、关节突和横突在超声声像图中构成形似三个台阶样的"三阶梯征"（图3-3），此时由于横突的阻挡，无法看见腰丛神经，向下移动探头避开横突后可发现位于横突后腰大肌的声影，可见腰丛神经位于横突的前方、腰大肌后方的腰大肌间隙内（图3-4）。

（2）长轴切面　探头平行于脊柱放置（图3-5），在脊柱后正中线做矢状面扫查可见棘突和高回声的硬脊膜（图3-6），向外侧移动探头可见呈"锯齿样"的关节突影像（图3-7），继续向外移动探头可见腰椎横突、横突间肌和腰大肌的长轴声像，此时常能显示三个横突的声像及其声影形似"三叉戟"，因此称之为"三叉戟征"，在两个横突之间声窗里识别出横突间肌和腰大肌之间的腰丛神经（图3-8）。

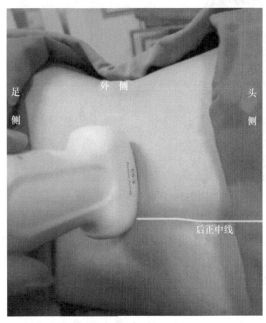

图3-2　腰丛短轴探头位置

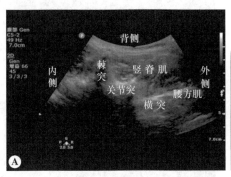
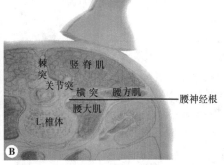

图3-3　腰丛短轴"三阶梯征"声像图（A）与解剖图（B）

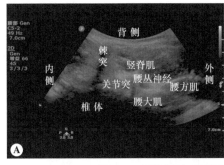
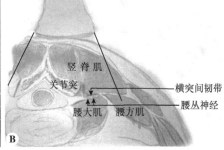

图3-4　腰丛短轴声像图（A）及解剖示意图（B）

腰丛长轴的声像图特点为：腰椎的横突是识别腰丛位置的重要结构，一般在旁矢状面可以探及，在此切面横突的超声影像为一高亮的线状回声，同时在其后方伴有声影，一般在一个切

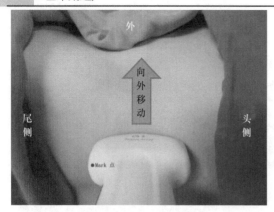

图 3-5　腰丛旁矢状位扫查

面上可探及多个结构。定位腰椎节段的办法主要有两个:①可以从骶骨向上移动探头,在超声图像上将依次出现的 $L_5 \sim L_3$ 的横突;②由于 L_3 椎体的横突是腰椎椎体里最长的,因此可以通过将探头向外侧移动,寻找最后消失的横突,即可定位。确定节段后,识别两个横突之间的结构,位于横突水平的高回声结构多是横突间肌或横突间韧带,在其下方即是腰丛神经,深部为腰大肌(图 3-8)。

2. 骶丛的超声探查　骶丛神经自坐骨大孔出骨盆,将超声探头平行放置于股骨大转子与髂后上棘连线的中点处(图 3-9),此时可看见一条连续的高回声亮线,此为骶骨显影,其上覆盖有臀大肌、臀中肌以及臀小肌(图 3-10)。向内下滑动探头,直至连续的亮线断开,此为坐骨大切迹,再向下移动探头 1cm 左右,可见梨状肌以及梨状肌下方高回声的骶丛神经,在头侧可见臀上动脉在骶丛表面(图 3-11)。上述扫查方式所获得的是骶丛神经长轴声像图。若将探头垂直于纵轴,放置在股骨大转子与髂后上棘连线中点的内侧(图 3-12),将探头向下内侧移动,可扫及骶丛神经短轴声像(图 3-13)。

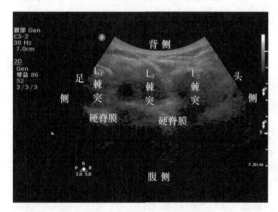

图 3-6　矢状位棘突

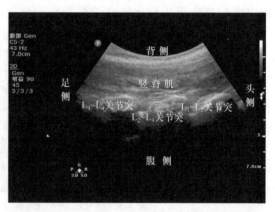

图 3-7　矢状位关节突

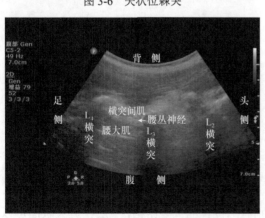

图 3-8　腰丛长轴三叉戟声像图

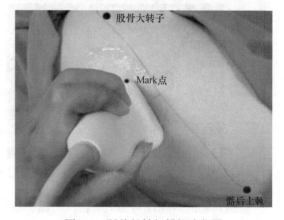

图 3-9　骶丛长轴扫描探头位置

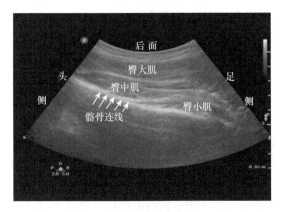

图 3-10　线性髂骨显影

箭头为髂骨显影

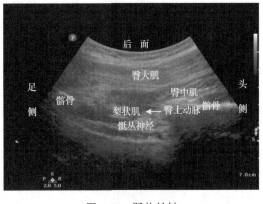

图 3-11　骶丛长轴

箭头所指为臀上动脉

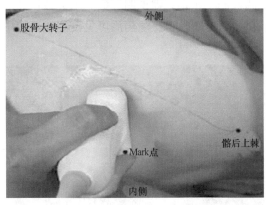

图 3-12　骶丛短轴探头位置

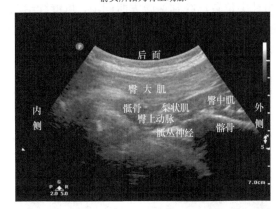

图 3-13　骶丛短轴声像图

三、操作方法

（一）患者体位

实施后路腰骶丛神经阻滞患者常采用侧卧位，患侧在上。

（二）物品准备

带有低频探头的超声仪、无菌腔镜套、无菌耦合剂、神经阻滞托盘、装有局麻药的 20mL 注射器、长度为 100mm 的 22G 神经阻滞穿刺针、周围神经刺激器、无菌手套、皮肤消毒剂等。局麻药可选用 0.125%～0.5%罗哌卡因，每个节段 10～15mL，共 20～30mL。骶丛神经阻滞常采用 0.125%～0.5%罗哌卡因 15～30mL。低浓度的罗哌卡因具有良好的感觉运动分离的特点，因此采用腰骶丛神经阻滞实施术后镇痛治疗时常采用 0.1%的罗哌卡因。

（三）操作方法

1. 腰丛阻滞方法

（1）腰丛长轴平面外进针法　核对患者无误后，行心电监护、吸氧 2～3L/min，协助患者侧卧位，穿刺前可给予静脉镇静镇痛药（常用咪达唑仑 1～2mg 或芬太尼 50～100μg 或舒芬太尼 2.5～10μg 或右美托咪定 0.5μg/kg 静滴）。穿刺点常选择 L₂～L₃ 和 L₃～L₄ 间隙实施阻滞，消毒穿刺点附近的皮肤，探头平行于脊柱放置，自正中央线向外侧移动探头，直到出现横突的"三叉戟征"，将穿刺目标间隙移动至屏幕正中，穿刺针进针点位于探头正中，旁开约 2～3cm 处。可先用 1%～2% 利多卡因局部浸润麻醉穿刺点。穿刺针与探头保持约 15°～30° 逐层进针，采用平面外技术追踪针尖显影，当针尖穿破横突间肌或横突间韧带回抽无血后注入局麻药，可见扩散的局麻药将腰大肌向下推挤（图 3-14）。

　　（2）腰丛短轴平面内进针法　体位与穿刺前准备同上述，将探头垂直于脊柱放置在 L₃ 棘突上，向术侧移动探头，显示出术侧的关节突和横突即"三阶梯征"，上下移动探头避开横突后，可见附着在横突的横突间肌、腰大肌和腰方肌；腰丛位于腰大肌和腰方肌之间，穿刺针旁开探头 2～3cm，进针点位于探头中间线上，以平面内的方式由外向内进针。当针尖到达原横突所在位置后回抽无血注射少量局麻药，观察药液扩散的方向，若药液向下扩散明显，则说明针尖位置已经到达腰大肌间隙，可继续给药；若药液向上扩散，则说明针尖尚未突破横突间肌，须再少许进针后再次给药观察，直至药液向下扩散，少数患者在注药后可见浸泡在药液中的腰丛神经（图 3-15）。

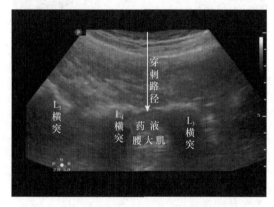

图 3-14　进针路径及药液扩散

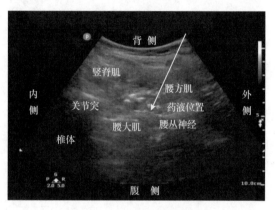

图 3-15　腰丛平面内进针注药

　　（3）联合神经刺激仪穿刺法　设置神经刺激仪电流强度 0.5～0.8mA，频率 2Hz，将电极放置于股四头肌位置，按上述平面内或者平面外穿刺法进行超声引导穿刺，当针尖接近腰丛神经时可引出股四头肌的抽动，此时减小电流至 0.3mA，若仍有股四头肌抽动，则需少许退针至无股四头肌抽动，再加大电流至 0.5mA，若有股四头肌抽动，回抽无血后即可注药，注药时压力不可过大，若压力较大，则需少许退针，同时观察药液扩散方向是否在腰大肌间隙扩散。

　　2. 骶丛神经阻滞方法

　　（1）长轴平面外进针法　体位与穿刺前准备同腰丛神经阻滞，超声探头平行放置在股骨大转子与髂后上棘连线的内 1/2 处，此时可看见一条连续的亮线，亮线上覆盖有臀大肌和臀中肌，在臀中肌的深面可见臀上动脉，向内向下移动探头至连续亮线断裂处为坐骨大孔，可见梨状肌以及梨状肌下方长条状高回声的骶丛神经，部分患者在骶丛神经的深面可见臀下动脉与之相伴行（图 3-16），将骶丛高回声结构放置在屏幕中间，进针点位于探头中点处旁开 2～3cm，与探头呈 15°～30° 进针，当屏幕中央出现一随进针而移动的高回声亮点即是穿刺针的针尖，此时应尽量保持针尖在超声波束内移动，必要时需调节穿刺针与探头之间角度，以防止针尖越过超声波束，当观察到针尖穿过梨状肌后，回抽无血后注射少量局麻药观察药液扩散方向，若药液向上扩散说明针尖仍在梨状肌内；若针尖已穿过梨状肌，则可见药液向两侧扩散并将高回声的骶丛神经向下推挤。

（2）短轴平面内进针法　将探头垂直于坐骨结节与髂后上棘之间连线的外侧，向下移动探头，可以看见坐骨神经或骶丛呈扁平状，位于梨状肌下缘，采用"平面内"进针，进针时控制进针方向尽量靠近外侧髂骨，避免伤及臀上动静脉（图3-17），当观察到针尖穿过梨状肌，回抽无回血后，先少量注射局麻药，观察药液扩散，若药液向上扩散说明针尖仍在梨状肌内；若针尖已穿过梨状肌，则可见药液向两侧扩散，并逐渐包裹高回声的骶丛神经。

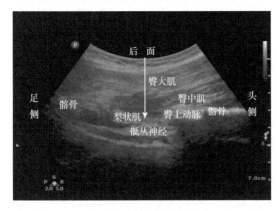

图3-16　骶丛长轴进针方向

长箭头为进针路径

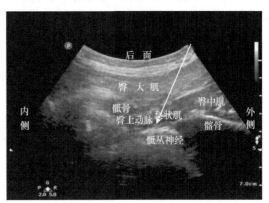

图3-17　骶丛短轴进针方向

长箭头为进针方向

（3）联合神经刺激仪穿刺法　设置神经刺激仪电流强度 0.8～1mA，频率 2Hz，将电极放置于腓肠肌位置，按上述平面内或者平面外穿刺法进行超声引导穿刺，当针尖接近骶丛神经时可引出腓肠肌的抽动，表现为屈膝，此时减小电流至 0.5mA，若仍有屈膝动作，回抽无血后即可注药，注药时压力不可过大，若压力较大，则需少许退针，同时观察药液扩散方向是否为骶丛神经包裹。

3. 操作要点

（1）一般认为 L_3 椎体横突是腰椎横突中最长的，在超声下可以此为特征进行腰椎节段的辅助定位，尤其是在采用长轴平面外技术时。

（2）采用平面外技术时，需注意穿刺针与探头之间的夹角，过大或过小都不利于针尖的显示，穿刺过程中，当有类似于针尖的高回声亮点出现时，可将探头向穿刺针方向倾斜，观察是否仍有高回声亮点，若倾斜后高回声亮点消失，说明该亮点即为针尖。

（3）腰骶丛附近均可能存在低频探头无法识别的血管，注药时应注意回抽，在整个注药过程中也应多次回抽，避免针尖误入血管。

（4）采用平面内技术时由于目标位置较深，穿刺针与超声波束的角度较大，针显影可能欠佳，因此看清针尖位置是十分重要的，在穿刺过程中也可以借助注射少量局麻药观察药液扩散来辅助定位。

（5）腰丛阻滞时，影响阻滞效果的主要因素为药液在腰大肌间隙中的扩散情况，因此所需局麻药的容量较大，穿刺前应根据患者的体重权衡局麻药浓度与容量之间的关系，防止局麻药中毒。

（6）虽然腰骶丛神经阻滞对患者凝血功能的要求不如椎管内麻醉严格，但对于已经存在凝血功能障碍的患者，实施该麻醉方式仍需综合考虑。

四、临床应用

（一）适应证

腰骶丛神经阻滞可广泛应用于下肢手术的麻醉和术后镇痛，尤其是髋关节及大腿近端的手术，如髋关节置换、髋关节镜手术、股骨粗隆骨折、股骨颈骨折、大隐静脉曲张手术、腹股沟疝手术等。

（二）禁忌证

腰骶丛神经阻滞麻醉的绝对禁忌证为已存在下肢神经损伤、严重凝血功能障碍、需要溶栓治疗者、血小板$\leqslant 50\times 10^9$/L、穿刺部位感染、局麻药物过敏、患者拒绝。

相对禁忌证为：患者脊柱畸形、正在接受单一抗凝药物治疗但凝血功能正常、腰椎间盘突出伴有神经症状；具有相对禁忌证的患者在选择麻醉方式时应充分地权衡利弊。

（三）并发症

实施腰骶丛神经阻滞麻醉的并发症有：穿刺部位感染、穿刺部位血肿形成、局麻药中毒、神经损伤、局麻药误入椎管内，有研究表明实施骶丛阻滞之后有尿失禁的可能，也有关于实施骶丛阻滞损伤盆腔内脏器如直肠等的报道。

第二节　超声引导下的股神经阻滞

一、概　述

超声引导下股神经阻滞是下肢神经阻滞中应用最普遍的下肢神经阻滞，广泛适用于髋部手术、股骨手术、股四头肌手术、膝关节及膝关节镜手术、胫骨近端骨折手术以及大腿前部、小腿内侧的浅表手术的复合麻醉及术后镇痛。与传统的神经阻滞技术相比较，采用超声引导可以有效地减少刺破血管的风险，并可实时观察局麻药在神经周围扩散的情况，提高神经阻滞成功率。

二、解　剖　基　础

（一）局部解剖基础

股神经是由腰丛神经发出的最大分支，由$L_2 \sim L_4$脊神经的前支组成，在腰大肌与髂肌之间、髂筋膜的深面下行至腹股沟韧带水平，在腹股沟区股神经被阔筋膜和髂筋膜所覆盖，并穿过肌腔隙进入股三角，伴行于股动脉外侧，由髂耻韧带将其与股动脉、股静脉相分隔（图3-18）。在股三角内继续下行，其主干很快分为众多肌支、皮支与关节支，肌支支配耻骨肌、缝匠肌和股四头肌；皮支包括前皮支和隐神经，支配大腿前面、小腿和足的前内侧面皮肤感觉；其关节支支配髋关节和膝关节。

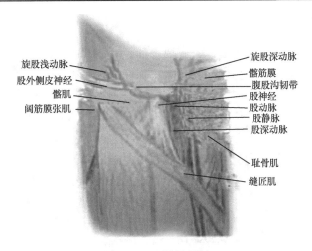

旋股浅动脉　　　　　　　　　　　　　旋股深动脉
股外侧皮神经　　　　　　　　　　　　髂筋膜
髂肌　　　　　　　　　　　　　　　　腹股沟韧带
阔筋膜张肌　　　　　　　　　　　　　股神经
　　　　　　　　　　　　　　　　　　股动脉
　　　　　　　　　　　　　　　　　　股静脉
　　　　　　　　　　　　　　　　　　股深动脉
　　　　　　　　　　　　　　　　　　耻骨肌
　　　　　　　　　　　　　　　　　　缝匠肌

图 3-18　股神经解剖

（二）超声断层解剖与图像识别

在腹股沟韧带水平寻找到股动脉是定位股神经的主要方法,将探头垂直于身体纵轴或平行于腹股沟韧带放置在腹股沟韧带水平,股动脉在超声图像上显示为一圆形无回声暗区,可见其搏动,压之不易塌陷,用多普勒模式可见有血流信号者即为股动脉,如果不能立刻显示股动脉,可将探头内外滑动,直至寻找到搏动的类圆形暗区。在股动脉的外侧、髂筋膜的深面、髂腰肌的凹槽里可见到高回声、类似三角形或椭圆形,其内部呈蜂窝状的结构即是股神经（图 3-19）。

在股三角区域,向下移动探头追踪股动脉走行,当扫及到股动脉分出股深动脉时,可见有缝匠肌覆盖在股神经表面,有时亦可见股静脉位置有多个暗区交汇,股神经在该位置已发出股前皮支（图 3-20）。若在该截面实施股神经阻滞可能造成大腿前部皮肤阻滞不全。因此股动脉分叉处可作为探查股神经的下界。

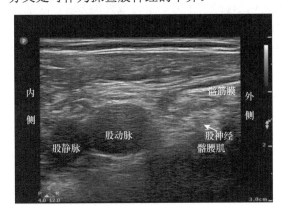

图 3-19　股神经超声图（1）

圈中即是股神经

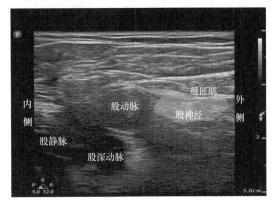

图 3-20　股神经超声图（2）

股动脉分叉处,股神经位于缝匠肌深面,髂腰肌表面

三、操 作 方 法

（一）探头选择及体位

股神经阻滞一般选用高频线阵探头（8~14MHz）,患者采用平卧位。

（二）物品准备

超声仪、线阵探头、无菌保护套、无菌耦合剂、神经阻滞托盘、装有局麻药的 20mL 注射器、长度为 50mm 或 100mm 的 22G 神经阻滞穿刺针、周围神经刺激器、无菌手套、皮肤消毒剂等。

（三）操作方法

操作前核对患者，吸氧、监护和镇静（常用咪达唑仑 1～2mg 或芬太尼 25～50μg 或舒芬太尼 2.5～5μg 或右美托咪定 0.5μg/kg 静滴）。嘱患者仰卧位，患肢略外展，腹股沟表面皮肤消毒。常采用股神经短轴探查，探头 Mark 点向内或向外，一般选在距腹股沟 1～2cm 处将探头与腹股沟韧带平行放置（图 3-21）。若未能探及股动脉，则向内外滑动探头寻找，必要时可以使用彩色多普勒模式帮助辨认股动脉。股神经即在股动脉外侧，髂肌表面；超声图像特点为类椭圆形或三角形高回声影，可见内部呈蜂窝状低回声区；股神经在超声下的成像受超声束入射角度影响很大，由于入射角度不同图像具有明显的异象性特征，可轻轻向头侧或尾侧倾斜探头，尽量使探头发出的超声波束垂直

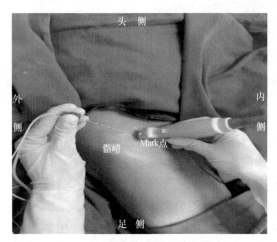

图 3-21　股神经阻滞穿刺操作图

于神经上，这样的调整有利于神经显示更清楚，与背景的区别更明显。

识别股神经后，在大腿外侧、探头边缘外 1cm 处局部麻醉穿刺点，由外向内，朝向股神经，常采用平面内技术进针。当观察到针接近神经（在神经的上方、下方或外侧）时，回抽无血后，给予 1～2mL 局麻药来确认针的位置是否合适。当注射的局麻药没有在神经周围扩散时，则需要重新调整针的位置，再注射局麻药。注射局麻药时避免高压力注射（注射压力过高往往提示发生了神经内注射）。股神经阻滞时局麻药扩散并非必须包绕股神经，局麻药蓄积在神经的后外侧或在神经的前面也可以（图 3-22）。

1. 技术要点

（1）使用超声探查时，部分患者在腹股沟下方可见一横行暗区与股动脉相连，该血管可能为旋髂浅动脉，可通过超声的彩色多普勒模式辨认是否血管结构，若是血管，在穿刺前应将探头继续向上或向下滑动，以避开该血管后再行穿刺，以免误伤该血管（图 3-23）。

（2）在穿刺过程中，经回抽无血后通过推注少量的局麻药（1～2mL）在超声图像上出现液性暗区使软组织分离开，该操作称为水分离；其目的为确认针尖位置、将神经与周围筋膜或软组织分开，使神经的边界更加清楚避免误伤神经，同时注药后液性暗区的出现可再次证实针尖并未进入血管；注药时的压力不可过高，压力过高往往提示针尖已刺破神经鞘膜进入神经内，应立即退针，避免神经内注射。

（3）若联合使用神经刺激器，设置电流应在 0.5～0.8mA，其目的是确认目标神经是否正确。对于肥胖患者实施股神经阻滞时，需常规联合使用神经刺激器提高阻滞成功率。最先引出

的收缩常是大腿中部的缝匠肌，反映的是股神经前支，仅将局麻药注入该平面则难以实现大腿和膝部及以下区域的完美阻滞。必须在针刺穿阔筋膜和髂筋膜后，引出股四头肌收缩和髌骨的前后运动，再注入局麻药液，可获得满意的麻醉效果。

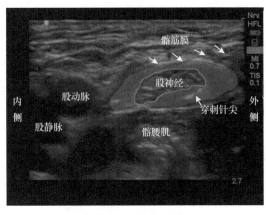

图3-22　股神经阻滞超声图

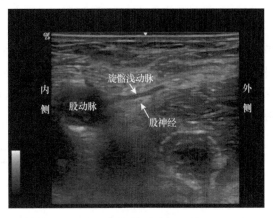

图3-23　旋髂浅动脉与股神经

（4）过度肥胖患者常常需要用胶带粘住腹部赘肉并将其拖离腹股沟区，利于操作同时也可以避免消毒不彻底所导致的感染。针要选择更长，进针点距离探头外侧更远，避免因穿刺针角度太陡而使针体显示不清。

2. 药品准备　可选用 1%～2%利多卡因 2～3mL，进行穿刺点的局麻。神经阻滞常用的是0.2%～0.5%罗哌卡因 10～20mL。若还需进行多根神经的阻滞，则须控制使用在单根神经上的局麻药剂量。若采用股神经实施术后镇痛或超前镇痛，宜选用 0.1%～0.2%的罗哌卡因。

四、临床应用

（一）适应证

由于支配下肢的神经相对于支配上肢的神经更复杂，单纯的股神经阻滞仅能满足大腿前部、小腿内侧的浅表手术。更多的临床应用是联合坐骨神经阻滞或复合全身麻醉应用于髋部手术、股骨手术、膝关节手术、胫骨近端手术及以上手术术后的镇痛治疗。

（二）禁忌证

股神经阻滞的绝对禁忌证有：股神经及其分支损伤、严重凝血功能障碍、血小板≤50×10⁹/L、穿刺部位感染、局麻药物过敏，或存在患者拒绝的情况。

相对禁忌证为：凝血功能轻度异常、正在抗凝治疗；具有相对禁忌证的患者在选择该麻醉方式时应充分的权衡利弊。

（三）并发症

股神经阻滞的主要并发症有：穿刺部位血肿、局麻药中毒、穿刺部位感染、股神经损伤。

第三节　超声引导下隐神经阻滞

一、概　　述

隐神经主要支配区域是膝关节及小腿近端前面、小腿内侧及踝关节内侧皮肤，阻滞主要用于小腿中部内侧皮肤、足部和踝关节手术。以往常采用体表定位法或感觉神经刺激法等盲穿手段进行阻滞，阻滞成功率往往不尽如人意。虽然可以通过阻滞股神经来实现隐神经支配区域的麻醉，但股神经的阻滞往往会影响患者的运动功能。超声可视化技术的使用，使隐神经阻滞获得关节外科医生和日间手术麻醉医师的青睐。

二、解　剖　基　础

（一）局部解剖基础

隐神经作为股神经最长的皮支，是股神经深支的延续，伴随股动脉进入收肌管下行，出收肌管后在膝关节内侧继续下行，于缝匠肌下端的后方浅出至皮下，随后伴行于大隐静脉沿小腿

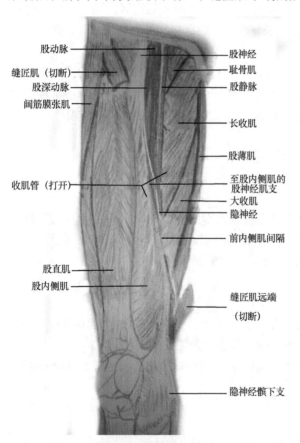

内侧面下行至足内侧缘，主要支配膝关节前方和小腿内侧及内踝的皮肤感觉（图 3-24）。

收肌管又称 Hunter 管，位于缝匠肌深面，长约 5～7cm，为一纤维性的三棱形管。其前壁为大收肌腱板，此腱板为紧张于大收肌与股内侧肌之间的坚韧腱板，上覆以缝匠肌；外侧壁为股内侧肌，内侧壁为大收肌。其内有股动、静脉，股神经内侧肌支和隐神经通过。

图 3-24　隐神经解剖图

（二）超声解剖与图像解读

隐神经的超声探查在大腿各段都可以实施，但由于隐神经相对细小，在超声图像上可能无法显示出具体结构，往往通过其伴行的股动、静脉定位。在大腿中上段，隐神经自股神经分出之后伴行于股动、静脉的上方，位于缝匠肌的深面股内收肌与长收肌之间的收肌管内（图 3-25）；至大腿中段在收肌管远端隐神经逐渐移行至股动、静脉的内侧，进入前内侧肌间隔。

在大腿中段，隐神经位于缝匠肌深面、股内侧肌内侧缘、大收肌浅面，与股动、静脉伴行入收肌管（图 3-26）。由于隐神经较细且在肌肉筋膜间走行，故超声难以将其自筋膜中分辨出，仍需以股动脉为探查目标，将药液注射到

股动脉的外上方即可完成阻滞。该处距离支配股内侧肌的肌支较近，容易对股内侧肌肌力造成影响。

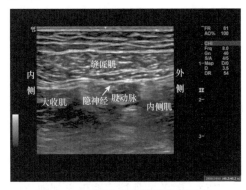

图 3-25　大腿中上段隐神经超声图

箭头所指为隐神经

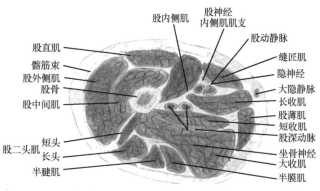

图 3-26　大腿中段横断解剖图

在大腿中下段，隐神经伴随股动、静脉进入前内侧肌间隔中，在此股动脉发出关节支和隐支，隐神经移行至股动脉内侧，在超声图像上可见串珠样排列的股血管及分支，隐神经在股动脉的外上方（图 3-27、图 3-28）。

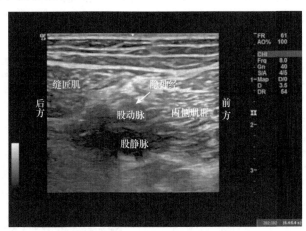

图 3-27　内侧肌间隔入路隐神经图

箭头所指为隐神经

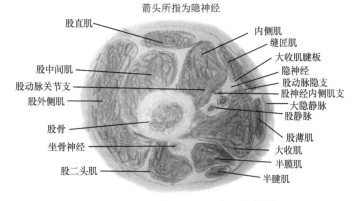

图 3-28　大腿内侧肌间隔水平解剖图

三、操 作 方 法

（一）探头选择

隐神经阻滞一般选用高频线阵探头（8～14MHz）。

（二）物品准备

超声仪、线阵探头、无菌保护套、无菌耦合剂、神经阻滞托盘、装有局麻药的20mL注射器、长度为50mm或100mm的22G神经阻滞穿刺针、无菌手套、皮肤消毒剂等。

（三）操作方法

操作前核对患者，常规监护、吸氧和镇静。嘱患者仰卧位，髋关节外旋，消毒穿刺部位附近皮肤。

1. 缝匠肌下入路　探头置于大腿中段内侧，作短轴扫查（图3-29）。探查到股动、静脉，部分患者可见位于股动、静脉上方的隐神经声像，反复轻压探头明确股静脉位置（图3-30）。采用平面内技术，穿刺点位于大腿前内侧，旁开探头约2～3cm，对穿刺点周围皮肤做局部浸润麻醉，引导穿刺针穿过缝匠肌到达股动、静脉附近，回抽无血后即可注入局麻药5～10mL。观察局麻药是否将股动、静脉完全包裹。该入路阻滞范围较广，可以阻滞到支配膝关节的髌下支；但也可因阻滞到支配大腿肌肉的肌支，造成下肢的无力。

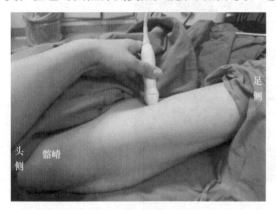

图3-29　大腿上段缝匠肌入路操作图

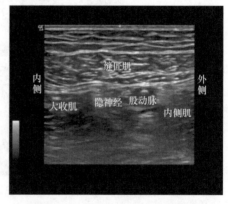

图3-30　大腿中上段隐神经超声图

2. 内侧肌间隔入路　探头放置于大腿下1/3处，做短轴探查寻找股动脉（图3-31）。在该水平股动脉位于缝匠肌深面，股内侧肌内侧缘，在超声下可见前内侧肌间隔覆盖在动、静脉上方。该间隙内可见与隐神经伴行股动脉的和股静脉呈串珠样排列（图3-32），在此处股动脉可分出关节支和隐支。固定探头，对穿刺点周围皮肤做局部浸润麻醉后以平面内技术穿刺，引导穿刺针至股动脉附近，回抽无血后注入局麻药10～15mL，观察药液扩散至完全包裹股动脉，阻滞完成。在该处阻滞发生运动阻滞的可能性较小，更适合于膝关节置换术后的镇痛治疗。

3. 药品准备　可选用1%～2%利多卡因2～3mL，进行穿刺点的局麻。神经阻滞常用的是0.5%罗哌卡因，10～20mL。若还需进行多根神经的阻滞，则须控制单根神经上的局麻药剂量。

若采用股神经实施术后镇痛或超前镇痛,宜选用 0.1%～0.2% 的罗哌卡因。

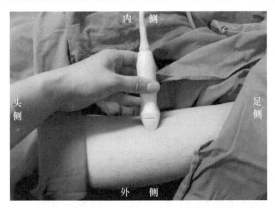

图 3-31　大腿内侧肌间隔入路操作图

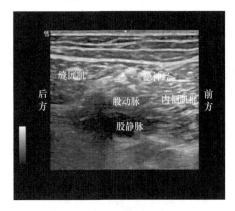

图 3-32　大腿内侧肌间隔入路隐神经

箭头所指为隐神经

四、临床应用

(一)适应证

单纯的隐神经阻滞可用于小腿内侧的浅表皮肤的手术,当联合坐骨神经阻滞时可用于完成小腿和足部的手术;单次或连续隐神经阻滞适用于膝关节手术、髌骨手术或内踝手术的术后镇痛。

(二)禁忌证

隐神经阻滞的绝对禁忌证有:穿刺点存在感染、局麻药物过敏、患者拒绝。相对禁忌证为:败血症或未经控制的菌血症;具有相对禁忌证的患者在选择该麻醉方式时应充分地权衡利弊。

(三)并发症

隐神经阻滞的主要并发症有:穿刺部位血肿、局麻药中毒、穿刺部位感染、隐神经损伤。

第四节　超声引导下闭孔神经阻滞

一、概　　述

传统盲穿法闭孔神经阻滞由于缺乏明显的体表标志,操作复杂,阻滞效果难以保证,因此在临床上较少被临床医师采用。最近由于超声技术的进步,使闭孔神经在超声下得以显示。2007年 Helayel PE 等人首次报道了超声引导下选择性低位闭孔神经阻滞,2009 年 Akkaya T 等报道了超声定位下高位闭孔神经阻滞技术。

二、解剖基础

(一)局部解剖

闭孔神经由 L_2～L_4 的脊神经发出,从腰大肌外侧缘穿出,紧贴于盆壁内面与闭孔血管相

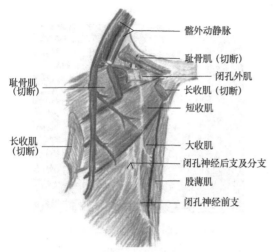

图 3-33 闭孔神经局部解剖图

（图中标注：髂外动静脉、耻骨肌（切断）、闭孔外肌、长收肌（切断）、短收肌、大收肌、闭孔神经后支及分支、股薄肌、闭孔神经前支；左侧标注：耻骨肌（切断）、长收肌（切断））

伴行，穿闭膜管出盆腔，随后分为前后两支，走行于短收肌前后面穿出至大腿内侧区，主要支配大腿内侧的皮肤和大腿内收肌群，并发出关节支支配髋关节和膝关节（图 3-33）。

（二）超声解剖与图像解读

闭孔神经在大腿近端内侧靠近腹股沟韧带下方通过高频线阵探头可探及，超声图像以股静脉内侧的耻骨肌为主要标志，在耻骨肌内侧，由浅入深可以观察到长收肌、短收肌、大收肌三个肌肉的截面。耻骨肌与长收肌、短收肌的肌筋膜构成"Y 形"结构，在该肌筋膜间隙里可以看到呈高回声、扁平、唇形结构的闭孔神经分支；闭孔神经前支位于长收肌与短收肌之间，后支位于短收肌与大收肌之间（图 3-34）。如果将超声波束向头侧方向倾斜，可以扫到耻骨上支、闭孔外肌以及位于闭孔外肌与耻骨肌之间的蜂窝状结构，即是闭孔神经总支（图 3-35）。

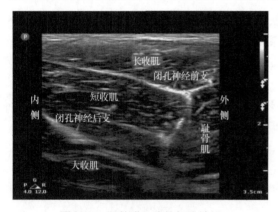

图 3-34 肌筋膜入路的闭孔神经

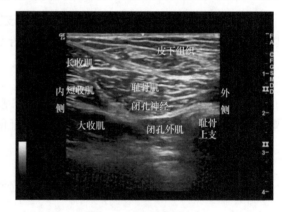

图 3-35 闭孔神经总支

三、操作方法

（一）探头选择

闭孔神经阻滞一般选用高频线阵探头（8～14MHz）。

（二）物品准备

超声仪、线阵探头、无菌保护套、无菌耦合剂、神经阻滞托盘、装有局麻药的 20mL 注射器、长度为 100mm 的 22G 神经阻滞穿刺针、无菌手套、皮肤消毒剂等。

（三）操作方法

操作前核对患者，常规监护、吸氧和镇静。嘱患者仰卧位，大腿轻度外展外旋，消毒穿刺部位皮肤。

1. 肌筋膜入路　探头置于腹股沟韧带下方、大腿内侧，Mark 点向内侧作短轴扫查（图 3-36）。探及耻骨肌、长收肌、短收肌筋膜构成的"Y 形"结构，在长收肌与短收肌之间有一梭形的高回声结构为闭孔神经的前支，在短收肌深面，和大收肌之间有一扁平状高回声结构，为闭孔神经的后支。穿刺点旁开探头约 2～3cm，对穿刺点周围皮肤做局部浸润麻醉，按照"先深后浅"的原则，先引导穿刺针到达短收肌的深面，回抽无血后即可注入局麻药 3～5mL，观察局麻药是否在短收肌和大收肌的筋膜层扩散，然后退针至长收肌和短收肌的筋膜层里，回抽无血后注入局麻药 3～5mL。此入路操作比较简单，但由于闭孔神经前支在肌筋膜里的具体位置常有变异，容易出现阻滞不全。

2. 近端肌筋膜入路　探头置于腹股沟韧带下方、大腿内侧，探头向头侧方向偏转（图 3-37），在其外侧可见耻骨肌与闭孔外肌之间的蜂窝状回声，此为闭孔神经总支（图 3-35），引导穿刺针在此注射局麻药可以避免在肌筋膜入路的阻滞不全，同时亦可阻滞到闭孔神经的髋关节支，此为近端肌筋膜入路。

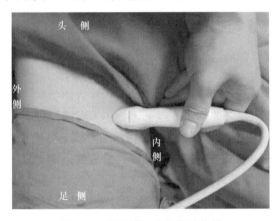
图 3-36　肌筋膜入路的探头位置

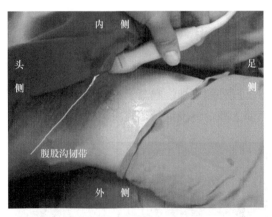
图 3-37　近端肌筋膜入路探头位置

3. 联合神经刺激仪阻滞　上述两种入路都可以联合神经刺激仪，主要通过观察电刺激时大腿内收的情况来确认神经。在肌筋膜入路时，若先阻滞前支，则可能因为药液在肌筋膜内扩散阻滞到后支，而无法引出后支支配的肌肉收缩。

4. 药品准备　可选用 1%～2% 利多卡因 2～3mL，进行穿刺点的局麻。神经阻滞常用的是 0.5% 罗哌卡因 10～15mL。若还需进行多根神经的阻滞，则须控制单根神经上的局麻药剂量。

四、临 床 应 用

（一）适应证

闭孔神经阻滞的适应证有：内收肌收缩痛时的镇痛治疗、下肢手术使用止血带时抑制止血带疼痛、防止经尿道膀胱电切术时大腿内收、膝关节手术及术后镇痛。

（二）禁忌证

闭孔神经阻滞的绝对禁忌证有：穿刺点附近感染、局麻药物过敏、患者拒绝、已有闭孔神经损伤。相对禁忌证为：败血症或未经控制的菌血症；具有相对禁忌证的患者在选择该麻醉方式时应充分地权衡利弊。

（三）并发症

闭孔神经阻滞的主要并发症有：穿刺部位血肿、局麻药中毒、穿刺部位感染、神经损伤。

第五节　超声引导下股外侧皮神经阻滞

一、概　　述

股外侧皮神经是支配大腿外侧皮肤的皮神经，大量研究表明股外侧皮神经的解剖变异使过去以解剖标志为基础的传统阻滞技术完成有效阻滞具有极大的挑战性。超声技术的进步大大增加了股外侧皮神经被发现的概率，使成功阻滞股外侧皮神经成为可能。

二、解　剖　基　础

（一）局部解剖

股外侧皮神经起源于 $L_2 \sim L_3$ 的神经根前支，行走于腰方肌和腰大肌之间，穿过髂肌向上经髂前上棘内侧，继而在腹股沟韧带深面越过该韧带，离开髂窝进入股部，行走于阔筋膜张肌和缝匠肌之间（图 3-38）。在髂前上棘下方约 5～6cm 处，该神经穿出深筋膜并分成前后两支分布于大腿前外侧皮肤。其前支支配髋膝及大腿前方的皮肤感觉，后支支配大腿外侧皮肤的感觉。

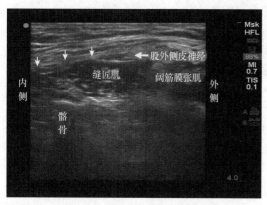

图 3-38　股外侧皮神经声像图
箭头所指为阔筋膜

（二）超声解剖与图像解读

在超声下，股外侧皮神经常在缝匠肌表面被探及，该神经在缝匠肌表面自内而外行走。超声成像的最佳部位位于髂前上棘内下方，因为呈低回声的肌肉为高回声的神经提供了良好的对照。因此缝匠肌的外侧缘是超声下寻找股外侧皮神经的一个重要标志（图 3-38）。

三、操　作　方　法

（一）探头选择

股外侧皮神经阻滞一般选用高频线阵探头（8～14MHz）。

（二）物品准备

超声仪、线阵探头、无菌保护套、无菌耦合剂、神经阻滞托盘、装有局麻药的 20mL 注射器、长度为 50mm 的 22G 神经阻滞穿刺针、无菌手套、皮肤消毒剂等。

（三）操作方法

操作前核对患者，常规监护、吸氧和镇静。嘱患者仰卧位，大腿轻度外展外旋，消毒穿刺部位皮肤。将探头放置在髂前上棘下方并平行于腹股沟韧带处（图 3-39），识别缝匠肌外侧缘与阔筋膜张肌，在缝匠肌与阔筋膜张肌之间的三角形脂肪垫里可探及股外侧皮神经，超声上表现为低回声的椭圆形结构。上下移动探头，该结构能保持一定的连续性，并在腹股沟下方 3～4cm 处分为前支和后支两支进入缝匠肌内。采用平面内技术引导针尖到达神经附近，回抽无血后注入局麻药 3～5mL，可见神经被包裹在液性暗区里，形似牛眼，称之为"牛眼征"（图 3-40）。股外侧皮神经解剖变异较多，若不能鉴别股外侧皮神经的具体位置，可在腹股沟韧带上方寻找髂筋膜，将一定量的局麻药注射在髂筋膜内，也可阻滞到股外侧皮神经。

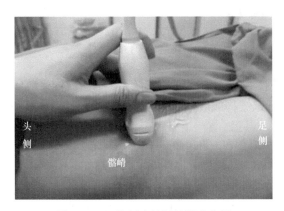

图 3-39　股外侧皮神经的探头位置

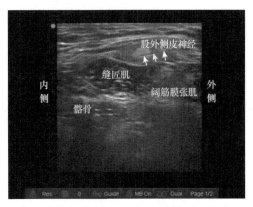

图 3-40　股外侧皮神经注药后超声图

四、临床应用

（一）适应证

股外侧皮神经阻滞的适应证有：联合全身麻醉下的髋部手术以及切口镇痛、下肢手术使用止血带时抑制止血带疼痛、大腿外侧供皮区取皮手术、膝关节手术及术后镇痛。

（二）禁忌证

股外侧皮神经阻滞的绝对禁忌证有：穿刺点附近感染、局麻药物过敏、患者拒绝、已有股外侧皮神经损伤。相对禁忌证为：败血症或未经控制的菌血症。具有相对禁忌证的患者在选择该麻醉方式时应充分地权衡利弊。

（三）并发症

股外侧皮神经阻滞的主要并发症有：穿刺部位血肿、局麻药中毒、穿刺部位感染、神经损伤。

第六节 超声引导下髂筋膜阻滞

一、概　　述

髂筋膜阻滞是相对简便易行的阻滞技术，通过在一个点注入大量局麻药可以达到阻滞股神经、股外侧皮神经和闭孔神经，又称前路腰丛神经阻滞。在非超声引导的阻滞技术中，在髂前上棘与耻骨结节之间外 1/3 处进针，当针尖穿过阔筋膜和髂筋膜时产生双重突破感，当这种"双重突破感"不明显时往往不能准确定位针尖的位置，导致阻滞失败。使用超声引导技术，可以明确针尖位置和观察局麻药物扩散的范围来确保阻滞的效果。常用的髂筋膜阻滞方式有腹股沟平面髂筋膜阻滞和腹股沟平面上髂筋膜阻滞，两种方式对下肢外周神经阻滞的范围各不相同。

二、解 剖 基 础

（一）局部解剖

髂筋膜覆盖在髂肌的表面，起自髂嵴的上外侧，向内与腰大肌筋膜融合，在腹股沟区位于阔筋膜的深面，与腹横筋膜在腹股沟韧带后方向下延续构成股鞘。在髂筋膜的下方有股神经和股外侧皮神经通过。

（二）超声解剖与图像识别

行腹股沟区髂筋膜探查，先在腹股沟水平找到股动脉，在动脉的外侧深面有一低回声组织，为髂肌。向外侧移动探头，可见缝匠肌深面有一高亮线状回声位于髂肌表面并延续至股神经附近，该层筋膜即髂筋膜（图 3-41）。

将探头旋转 90°平行于身体纵轴，向外移动至髂嵴与耻骨联合连线的外侧三分之一处，在超声下解剖结构从浅到深依次为：皮下脂肪、腹外斜肌（有时候是腱膜）、腹内斜肌、腹横肌、髂肌以及髂肌下方的髂前下棘，位于内侧的腰大肌可能会由于肠管的阻挡而难以显示，髂筋膜就覆盖在髂肌之上。缝匠肌一部分、腹部肌肉群及覆盖在缝匠肌和腹部肌肉上的阔筋膜与髂肌表面的髂筋膜构成腹股沟韧带上方髂筋膜的"领结征"超声图像（图 3-42）。

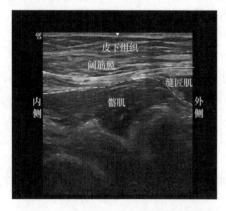

图 3-41　腹股沟韧带处髂筋膜声像图

虚线为髂筋膜，实线为阔筋膜

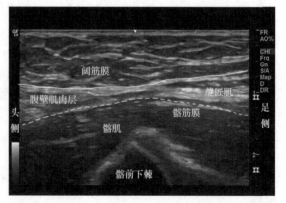

图 3-42　"领结征"髂筋膜声像图

虚线为髂筋膜，实线为阔筋膜

<h1 style="text-align:center">三、操作方法</h1>

（一）探头选择

髂筋膜阻滞一般采用高频线阵探头（8～14MHz），肥胖患者也可选用低频凸阵探头。

（二）物品准备

超声仪、线/凸阵探头、无菌保护套、无菌耦合剂、神经阻滞托盘、长度为 50mm 或 100mm 的 22G 神经阻滞穿刺针、无菌手套、皮肤消毒剂等。

（三）操作方法

操作前核对患者，常规监护、吸氧和镇静。采用仰卧位，消毒穿刺部位皮肤。

1. 腹股沟韧带水平髂筋膜阻滞　将探头平行放置在腹股沟韧带水平，超声下先找到股动脉，再向外移动探头找到阔筋膜张肌、缝匠肌、髂肌、髂筋膜、股神经、股静脉，确认合适位置后采用平面内技术进行穿刺，回抽无血后注入大量局麻药，观察其在筋膜间的扩散使髂筋膜与髂肌分离。恰当的注射应该是局麻药自注药点处由内向外扩散并将髂筋膜推开。若药液在髂筋膜上方或者是髂肌内扩散，重新调整针尖位置使其在正确的位置扩散。有研究表明，多点注射同时阻滞股神经和股外侧皮神经的成功率较单点注射高。通过监测局麻药物在髂筋膜内的扩散情况，可以判断其阻滞成功与否，成功的髂筋膜阻滞可以在股神经周围观察到局麻药形成的液性暗区（图 3-43）。

2. 腹股沟韧带水平上髂筋膜阻滞　将超声探头垂直放置于髂前上棘与耻骨联合的中外 1/3 处，然后将探头顺时针旋转约 20°使探头长轴与腹股沟韧带走行方向垂直。此时应注意探头扫查范围位于髂动脉外侧。扫查确定"领结"结构，包括缝匠肌、腹壁肌群、阔筋膜、髂筋膜和髂肌（图 3-44）。也可将探头置于髂前上棘与肚脐连线上，探头靠近髂前上棘放置，获得髂肌"斜坡征"，向内平行移动探头 1～2cm，获得近似"领结征"图像。采用平面内进针，进针点位于足侧。当针尖穿过阔筋膜和髂筋膜时，会感觉到明显"突破感"。针尖的最终位置应在髂筋膜下方，注射局麻药液 30～40mL。注药完成后观察局麻药向头端扩散情况。为了防止进针过深进入腹腔，应始终保持进针路径可视化。此方法简单易学，阻滞效果较好，进针容易且易于显影，较后路腰丛阻滞局麻药中毒风险大大降低。

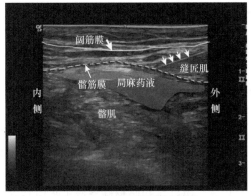

图 3-43　髂筋膜阻滞超声图

白色长箭头所指虚线为髂筋膜，白色粗箭头所指实线为阔筋膜，灰色区域为药液扩散范围，白色短箭头所指为穿刺针

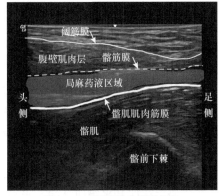

图 3-44　髂筋膜"领结征"

虚线为髂筋膜，细实线为阔筋膜，粗实线为髂肌肌肉筋膜，虚线与粗实线间区域为药液扩散范围

有研究表明，在腹股沟韧带水平的髂筋膜阻滞对股神经的阻滞成功率为100%，股外侧皮神经的阻滞成功率为83.3%；若在腹股沟韧带水平上方实施髂筋膜阻滞，股外侧皮神经的阻滞成功率可达100%，并且药液可扩散至腰大肌间隙甚至骶前区域从而阻滞到位于腰大肌内侧的闭孔神经。

四、临 床 应 用

（一）适应证

髂筋膜神经阻滞的适应证有：联合全身麻醉下的髋部手术以及切口镇痛、髋部骨折手术的术前超前镇痛、连续阻滞可用于髋/膝关节手术后持续镇痛。

（二）禁忌证

髂筋膜神经阻滞的绝对禁忌证有：穿刺点附近感染、局麻药物过敏、患者拒绝、已有神经损伤。相对禁忌证为：败血症或未经控制的菌血症。具有相对禁忌证的患者在选择该麻醉方式时应充分地权衡利弊。

（三）并发症

髂筋膜阻滞的主要并发症有：穿刺部位血肿、感染、局麻药中毒。

第七节　超声引导下坐骨神经阻滞

一、概　　述

坐骨神经是人体最粗大的外周神经。自臀部向下到腘窝处，坐骨神经可在不同部位被阻滞，但最常用的阻滞部位是近端经臀肌入路、臀肌横纹入路和远端的腘窝入路。本章将分别讲述超声引导下三个入路操作方法。坐骨神经阻滞能满足小腿、踝和足部的不同类型手术以及提供确切的术后镇痛效果。当与其他的神经阻滞（如腰丛、股神经、闭孔神经、股外侧皮神经）相结合时，还能够满足股骨中上段、膝关节和大腿远端的手术。

二、解 剖 基 础

坐骨神经是人体最粗大的神经，起始于腰骶部的脊神经根（$L_4 \sim L_5$、$S_1 \sim S_3$ 脊神经的前根），沿骨盆后壁下行（图3-45），从坐骨大孔穿出，抵达臀部，表面被梨状肌覆盖，依次横过闭孔内肌，上下孖肌及股方肌的后方，在臀大肌深面向下行，出臀下间隙后，走行于臀大肌和大收肌之间，半腱肌前外侧。到大腿中上段则走行于股二头肌长头的前内侧，半腱肌前外侧，大收肌的后方。到大腿中下段走行于股二头肌和大收肌之间，半腱肌和半膜肌前侧。到腘窝上方坐骨神经走行于股二头肌和半膜肌之间，半腱肌前侧，在此处，股动脉和股静脉穿过大收肌裂孔后称之为腘动脉和腘静脉。坐骨神经位于腘动脉和腘静脉的外上方；坐骨神经在到腘窝以前分为胫神经和腓总神经，支配小腿及足的全部肌肉以及除隐神经支配区以外的小腿与足的皮肤感觉。

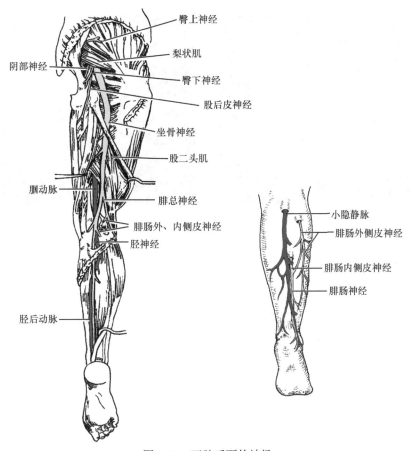

图 3-45　下肢后面的神经

三、臀肌入路坐骨神经阻滞

（一）超声解剖与图像解读

　　臀肌入路的超声切面是以股骨大转子和坐骨结节为定位标志，故又可称为转子间入路坐骨神经阻滞。在该入路可发现位于臀肌之下、股方肌之上的肌肉间隙，坐骨神经走行于该间隙，所以臀肌入路的坐骨神经阻滞也叫臀下间隙坐骨神经阻滞。在超声上需要辨认的结构有：位于外侧的股骨大转子、内侧的坐骨结节、覆盖在二者之间的臀肌、位于臀肌下方的坐骨神经以及坐骨神经下方的股方肌。坐骨神经在超声上表现为位于臀肌深面的高回声类圆形或扁平状或三角形的结构，中间可有点状的低回声；同时还可以发现超声图像上在坐骨神经的内上方，有一波动的血管暗区，该血管为臀下动脉，在臀下动脉旁有与之伴行的股后皮神经（图 3-46）。

　　在坐骨神经的内上方有臀下动脉（图 3-47），该动脉的外侧有股后皮神经伴行，在行臀肌入路的坐骨神经阻滞时若在坐骨神经内侧注药，药液可扩散至股后皮神经处，但在将穿刺针引导至坐骨神经内侧时容易误伤该动脉。有文献报道表面，若在坐骨神经的外侧角注入 15～20mL 局麻药，高达 68% 的患者的股后皮神经被一并阻滞。

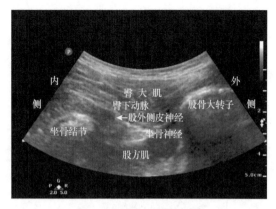

图 3-46 臀肌入路坐骨神经

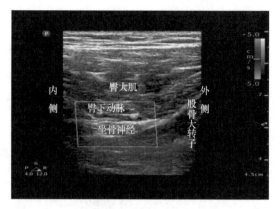

图 3-47 臀下动脉

（二）临床应用

1. 探头与体位 由于此处坐骨神经位置相对较深（3～5cm），可选用高频探头进行扫查，以获得显示质量较高的声像图。但由于高频图像声窗宽度有限，所显示的结构不如低频图像的丰富；若患者身材较壮或是肥胖，高频探头探查深度也有限，因此需要选用低频凸阵探头（3～5MHz）。患者取侧卧位，患侧位于上方，髋及膝稍屈曲。

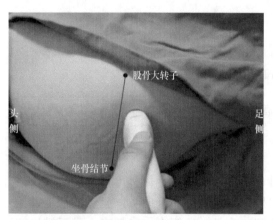

图 3-48 臀肌入路的探头位置

2. 物品准备 带有凸阵/线阵探头的超声仪、无菌保护套、无菌耦合剂、神经阻滞托盘、装有局麻药的 20mL 注射器、长度为 100mm 的22G 神经阻滞穿刺针、周围神经刺激器、无菌手套、皮肤消毒剂等。

3. 操作方法 首先用超声确定穿刺进针点及进针方向。以大转子和坐骨结节为定位标志，在股骨大转子与坐骨结节之间做一直线，探头平行于两点连线的中点偏外处放置（图 3-48）。在臀中部横截扫描坐骨神经（短轴切面）。由于超声不能穿透骨质，所以骨性突起在超声下表现为高回声，并在后方产生骨声影。在两个骨性突起（股骨大转子和坐骨结节）之间，坐骨神经表现为高回声扁平或三角形结构，其内有点状低回声。由于在内侧有臀下动脉的存在，内侧进针有损伤到该动脉的可能，因此常选择外侧进针，也可采用平面外技术进针。

确定好进针点后，用碘伏对穿刺部位进行消毒，并用无菌保护套保护超声探头，先对穿刺部位皮肤进行局部麻醉，通常采用 100mm 绝缘针。由于进针角度较大，难以在超声下清晰显示出针尖和针体，可以通过超声屏幕上进针时带动的组织来辅助定位，也可通过注射少量（1～2mL）局麻药来确定针的位置。通常少量注药后可以发现针尖显示为高亮回声点，当针尖到达坐骨神经附近时，可注射 1～2mL 局麻药用于确定液体扩散与神经的相对位置。在确定针尖位置后，回抽无血方可注入局麻药。注射过程中要仔细体会注射的阻力；如注射过程中，阻力异常大，有可能是穿刺针进入神经束膜内，应稍退出穿刺针。在神经外膜注射的局麻药将充盈于神经外膜与其周围结缔组织之间的潜在空隙。随着这些潜在间隙的扩充,坐骨神经将被局麻药所包裹。

建议初学者联合神经刺激仪进行阻滞,设置神经刺激仪电流强度 0.8~1mA,频率 2Hz,将电极放置于小腿后方,按上述平面内或者平面外穿刺法进行超声引导穿刺,当针尖接近坐骨神经时可引出足的运动,此时减小电流至 0.5mA,若仍有足的运动,回抽无血后即可注药,注药时压力不可过大,若压力较大,则需少许退针。

4. 操作要点

(1)臀肌入路的坐骨神经阻滞虽然位置较深、实施阻滞有一定难度,但由于在该区域实施阻滞可一并阻滞到伴行在臀下动脉旁的股后皮神经,对于需要上止血带的手术可以有效地减轻止血带反应。

(2)扫查时若坐骨神经显示不明显,可前后倾斜探头将神经的声像从肌肉里突显出来,寻找显示最为明显的切面实施阻滞。

(3)臀下间隙外侧角由于仅有筋膜和肌肉,在超声上显示比较清晰,且是一个潜在的腔隙,在此处注药,药液比较容易沿腔隙向内侧扩散,进而完全包裹坐骨神经,因此是一个理想的注药点。但由于该处坐骨神经外的结缔组织较厚,药液向坐骨神经内渗透速度慢,会存在阻滞不全的可能。

(4)部分人臀肌下间隙结缔组织较多,坐骨神经隐藏其间会难以辨认,但在注射局麻药物后药液将坐骨神经与周围筋膜分离开后,坐骨神经的显示会逐渐清晰,说明注药位置较为合适。

5. 药品准备 局部麻醉多选用 1%~2%利多卡因 2~3mL,进行穿刺点的局麻。神经阻滞最常用的是 0.5%罗哌卡因 15~20mL,也可以使用 0.25%~0.375%丁哌卡因 10~15mL。采用神经阻滞实施术后镇痛治疗,可选用 0.1%~0.2%罗哌卡因 15~20mL。

6. 适应证 实施该入路的坐骨神经阻滞能够满足股骨中段、远端骨折手术,膝关节手术以及膝关节以下的小腿以及足部手术。

四、臀肌横纹下入路坐骨神经阻滞

(一)超声解剖与图像解读

坐骨神经经臀肌深面向下走行出臀下间隙后,走行于大腿后方,位于股二头肌内侧、半腱肌外侧、大收肌之后,做短轴扫查在超声上多显示为"高回声的三角形"结构,其上方为股二头肌和臀大肌下缘,下方为大收肌,在内侧为半腱肌(图3-49)。在该切面可能发现由坐骨神经发出的支配半腱肌与半膜肌的肌支。在股二头肌长头表面有股后皮神经,在股二头肌长头与半腱肌之间有臀下动脉。

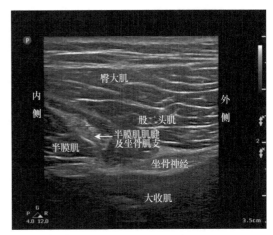

图 3-49 臀横纹处坐骨神经

（二）临床应用

1. 探头与体位 此处坐骨神经位置最表浅，可选用高频线阵探头；部分肥胖患者可能需要使用低频凸阵探头。患者取侧卧位，患侧位于上方，下肢处于自然位。

2. 物品准备 带有凸阵/线阵探头的超声仪、无菌保护套、无菌耦合剂、神经阻滞托盘、装有局麻药的 20mL 注射器、长度为 100mm 的 22G 神经阻滞穿刺针、周围神经刺激器、无菌手套、皮肤消毒剂等。

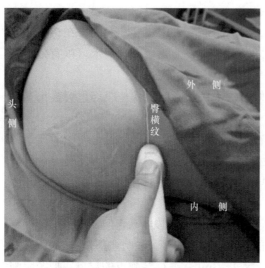

图 3-50 臀横纹入路探头位置

3. 操作方法 患者常规监护、镇静、吸氧，常规消毒穿刺区域的皮肤，无菌保护套保护探头。超声探头放置在臀横纹下方（图 3-50），大腿后侧中线作短轴切面扫查。在臀横纹下方沿坐骨神经走行来回扫查，直至坐骨神经显示最清晰处固定探头（图 3-49）。为尽可能的显示清楚穿刺针，进针点旁开探头 2～3cm，采用平面内进针技术，进针目标为坐骨神经外侧角区域。先引导穿刺针由坐骨神经外侧角至坐骨神经与大收肌之间的间隙里，回抽无血后注入局麻药 5～10mL，使坐骨神经向上漂浮在药液中，然后引导穿刺针在坐骨神经与股二头肌之间，回抽无血后注入局麻药 5～10mL，将坐骨神经完全包裹。

4. 操作要点

（1）由于臀横纹处位于止血带的上缘，考虑到术中止血带的持续压力作用，该处行神经阻滞时药物容量在保证效果的同时应适度减少，避免局部压力过大对神经造成损伤。

（2）推荐联合使用神经刺激仪行坐骨神经阻滞，具体方法同"臀肌入路坐骨神经阻滞"。在联合神经刺激仪行阻滞时，有时仅诱导出半腱肌和半膜肌的抽动，可能是由于进针过深刺激到由坐骨神经发出的半腱肌和半膜肌肌支，可向外退针后再向近端引导穿刺针。

（3）在此切面部分患者仍可见位于股二头肌长头表面的股后皮神经，若手术需要使用加压止血仪，建议使用 3～5mL 局麻药同时行该神经的阻滞，以减轻术中止血带反应。

5. 局麻药及其用量 局部麻醉多选用 1%～2%利多卡因 2～3mL，进行穿刺点的局麻。神经阻滞最常用的是 0.5%罗哌卡因 15～20mL，也可以使用 0.25%～0.375%丁哌卡因 10～15mL。若采用神经阻滞进行术后镇痛治疗，可选用 0.1%～0.2%罗哌卡因 15～20mL。

6. 适应证 实施该入路的坐骨神经阻滞能够满足股骨中段、远端骨折手术，膝关节手术以及膝关节以下的小腿以及足部手术。

五、腘窝上入路坐骨神经阻滞

（一）超声解剖与图像解读

在腘窝处做超声引导下神经阻滞，一般选择在腘窝横纹处开始进行超声探查。因为此处的胫神经显示最为明显，而腘动脉位于深处，腘静脉位于动脉与胫神经之间，在此处反复加压可识别出静脉的具体位置。胫神经的外侧是股二头肌长头，内侧为半腱肌和半膜肌；向近端移动探头，可发现腓总神经与胫神经汇合（图 3-51）。向远端移动探头，胫神经直行向下走行在股二头肌和半腱肌的内下方，腓总神经则逐渐向外走行沿股二头肌内侧缘斜向外下走行（图 3-52），经股二头肌肌腱与腓肠肌外侧头之间绕过腓骨小头向下走行并分成腓深神经和腓浅神经。

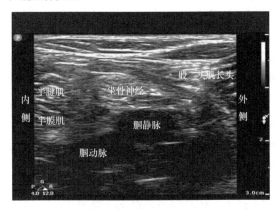

图 3-51　腘窝处坐骨神经

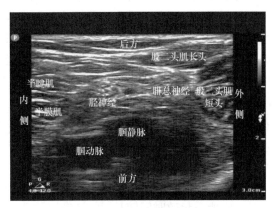

图 3-52　胫神经和腓总神经

（二）临床应用

1. 探头与体位　由于此处神经相对表浅，可以选用高频探头。此部位可以直接选用平卧位，垫高患侧小腿或膝关节屈曲，特别适用于体位摆放困难的患者。也可选侧卧位，患肢在上，稍屈膝；或取俯卧位，患侧腿屈膝。

2. 物品准备　超声仪、线阵探头、无菌保护套、无菌耦合剂、神经阻滞托盘、装有局麻药的 20mL 注射器、长度为 100mm 的 22G 神经阻滞穿刺针、周围神经刺激器、无菌手套、皮肤消毒剂等。

3. 操作方法　超声探头置于腘窝处，先定位出腘动脉、腘静脉和胫神经，向上移动探头，追踪胫神经，在胫神经和腓总神经刚开始汇合的切面位置固定探头（图 3-53）。此处距膝关节约一掌的距离。消毒穿刺点附近的皮肤，进行穿刺点的局麻后，采用平面内进针，穿刺针由大腿外侧向内侧进针，进入到平面内后保持穿刺针针尖的显示，当针尖抵达神经附近后，回抽无血，便可注药；若采用平面外进针需将胫神经和腓总神经分离位置放置在屏幕正中，穿刺针紧贴探头进针，主要目标位置为胫神经与腓总神经之间的结缔组织内，当超声显示针尖位于目标位置回抽无血后即可注射局麻药，注射过程中注意注药压力大小，若压力过大则可能发生神经内注射。

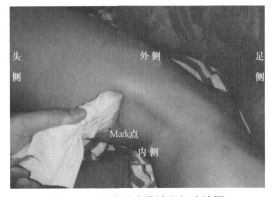

图 3-53　腘窝处坐骨神经探头放置

联合神经刺激仪进行阻滞，设置神经刺激仪电流强度 1.0～1.5mA，频率 2Hz，将电极放置于小腿后方,按上述平面内或者平面外穿刺法进行超声引导穿刺,当针尖接近坐骨神经时可引出足的运动,此时减小电流至 0.5mA,若仍有足的运动,回抽无血后即可注药,注药时压力不可过大,若压力较大,则需少许退针;注射时根据药液扩散情况决定是否需要调整针尖位置,保证药液完全包围神经。

对于那些有骨折不能翻身或者带有固定装置的患者,亦可在仰卧位下实施大腿中段外侧的坐骨神经阻滞。具体方法为:将探头放置在大腿外侧、髌骨上方 5～10cm 处(图 3-54),采用平面内技术穿刺。瘦小的患者采用高频线阵探头很容易在大腿中段探查到坐骨神经,若是肥胖患者,则需采用低频凸阵探头作短轴切面扫查,神经位于在股骨骨质的下方,呈圆形或者椭圆形(图 3-55),调整探头方向获取到最佳图像后固定探头,局麻穿刺点,采用平面内进针向后向内呈 30°～45°方向穿刺到达目标区域,回抽无血后注射少许局麻药,观察局麻药扩散情况,若穿刺针尖穿破神经外膜,则局麻药扩散相对局限,可继续注射 5～10mL 局麻药。若注射压力大或患者有剧烈疼痛或电击感,说明穿刺针可能已经进入神经束膜,应立即退针;若局麻药向外扩散较多,说明针尖没有穿破神经外膜,可稍再进针一点突破神经外膜或注射大量(15～20mL)局麻药将神经完全包裹。因坐骨神经较粗且有两层膜结构包绕,若局麻药在神经外膜之外,则所需起效时间较长。胫神经比腓总神经更为粗大(约是腓总神经的 2 倍)所以腓总神经的阻滞比胫神经起效更快。

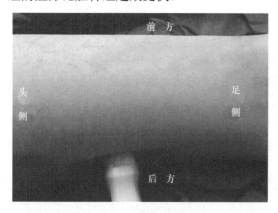

图 3-54   腘窝上外侧入路探头位置

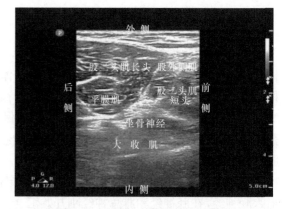

图 3-55   腘窝上外侧入路坐骨神经

4. 药品准备   局部麻醉多选用 1%～2%利多卡因 2～3mL,进行穿刺点的局麻。神经阻滞最常用的是 0.5%罗哌卡因 15～20mL,也可以使用 0.25%～0.375%丁哌卡因 10～15mL。若是采用神经阻滞实施术后镇痛治疗,可选用 0.1%～0.2%罗哌卡因 15～20mL。

5. 适应证   实施该入路的坐骨神经阻滞能够满足膝关节以下除隐神经支配区域的所有小腿以及足部手术。

六、超声引导下坐骨神经阻滞的临床应用

坐骨神经是人体内最大最长的一支外周神经,是下肢运动和感觉最主要的支配神经,在超声引导下行坐骨神经阻滞入路选择众多,为临床麻醉提供了灵活的麻醉方式选择,根据具体的手术部位,灵活选择阻滞点,对减轻患者痛苦,减少并发症的发生有极其重要的意义。

　　坐骨神经的横断解剖提示坐骨神经外膜与肌肉筋膜之间还有一层筋膜结构,此为坐骨神经鞘膜。坐骨神经所具有的双层膜结构使局麻药向内渗透阻力大,所需时间较长,在临床麻醉中常采用较高浓度的局麻药,可以加快作用时间、提高阻滞成功率,尤其是增加对运动功能的阻滞效果。有研究表明,实施坐骨神经阻滞时,局麻药注射部位与起效时间和作用时间具有相关性;若在神经鞘膜外注射,药物渗透速度慢,起效时间长,容易发生阻滞不全;若在神经鞘膜内、神经外膜外注射,可极大地缩短起效时间,阻滞效果最好,但是容易因为神经局部受压造成短暂神经损伤;若穿刺针刺破神经外膜,并在外膜内注射,阻滞起效时间最快,阻滞持续时间可达48～72小时,但容易压迫神经内部的滋养血管导致神经缺血,从而极大地增加神经损伤的发生概率,在实施神经阻滞时应注意避免;若穿刺针穿过神经束膜,患者会出现明显下肢的过电感,应立即退针,严禁注药。

第八节　下肢神经阻滞技术在临床中的综合应用

一、下肢神经阻滞在临床麻醉中的应用

　　随着现代医学的进步、生活水平的改善,人口结构趋于老龄化,使得高龄手术患者日益增多,其中高龄创伤患者的麻醉方式选择对于该类患者的预后有着紧密的联系。全身麻醉对于高龄患者全身各系统的影响倍受现代麻醉医生的关注,高龄患者脊柱的退行性改变以及创伤患者的术前早期抗凝治疗会增加实施椎管内麻醉的风险。传统的下肢神经阻滞技术由于目标神经定位困难,通常难以取得满意的麻醉效果。以上因素给临床麻醉工作带来极大的挑战。随着超声可视化技术的发展使下肢神经阻滞技术在老年手术患者的麻醉中焕发出新的活力。

　　下肢支配神经众多,除在腰骶部聚合成丛外,其外周支配神经分布较为散在。因此,实施下肢神经阻滞需要综合手术种类、切口位置、手术时间长短、是否使用止血带等情况进行合理化选择,临床上多采用联合麻醉完成各类下肢手术(图3-56)。

(一)全身麻醉联合下肢神经阻滞

　　全身麻醉联合下肢神经阻滞为下肢手术最为常用的一种联合麻醉,具有全麻药物用量少、复苏迅速、可有效控制止血带反应、镇痛时间较长、手术过程中患者安静舒适等优点。手术时间小于3小时的手术可采用保留自主呼吸的喉罩全麻,对于手术时间大于3小时的手术选用气管内插管全麻较为适宜。

　　保留自主呼吸喉罩全麻联合下肢神经阻滞的优点有:镇痛完全、无须大剂量阿片类镇痛药物、避免插管对呼吸道的刺激、降低机控呼吸的肺损伤、可以最大限度地保护肺功能、应用吸入麻醉时患者可自我调节麻醉深度、胃肠胀气的风险减少、不使用肌松剂,麻醉性镇痛药用量很小、术后复苏迅速。缺点有:不具有高度有效的气道密封性、手术时间过长会出现呼吸肌疲劳、不能用于俯卧位手术。

　　气管插管联合下肢神经阻滞麻醉的优点:气道可控性好、可耐受较长时间手术、全身麻醉药用量相对较少,有利于术后恢复。缺点:对肺功能影响较大、诱导时需要使用较大剂量的阿片类药物抑制插管反射、需要使用肌肉松弛药,有肌肉松弛药残留的风险。

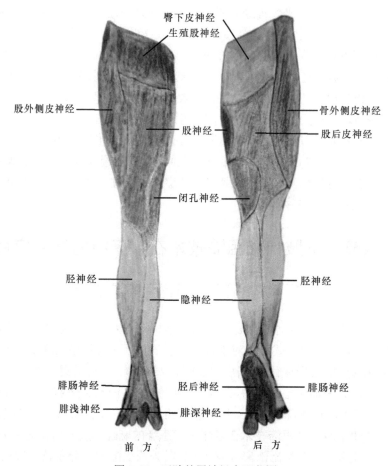

图 3-56　下肢外周神经支配范围

（二）多部位下肢神经阻滞联合麻醉

对于部分全麻风险较大的患者，可采用多部位下肢神经阻滞联合麻醉来完成下肢手术。常用的联合神经阻滞方式有：

1. 股神经联合臀肌入路坐骨神经阻滞　适用于无需止血带的膝关节以下小腿手术。

2. 股神经+闭孔神经+股外侧皮神经阻滞联合臀肌坐骨神经阻滞　俗称"圈麻"，适用于股骨中段以下的所有手术。

3. 腰丛神经阻滞联合骶丛神经阻滞　适用于髋关节及以下部位的手术，若采用单纯神经阻滞完成全髋置换术则还需联合 T_{12} 椎旁阻滞。

4. 隐神经阻滞联合腘窝入路坐骨神经阻滞　适用于小腿皮肤以及足部的手术。

5. 股神经阻滞联合闭孔神经及股外皮神经阻滞　适用于大腿前部皮肤的手术。

二、术后多模式镇痛

近十余年来，加速康复外科（enhanced recovery after surgery，ERAS）的理念及其路径在我国有了较为迅速的普及和应用。术后采用多模式镇痛方案已经成为 ERAS 的不可或缺的组成部分，神经阻滞技术在多模式镇痛中具有天然的优势，主要体现在能够有效地控制运动痛；较低的镇痛相关不良反应发生率；对全身其他器官功能影响极小；可以降低中枢性镇痛镇静药物用量，有利于术后呼吸功能的早期恢复；行高选择性的感觉神经阻滞，有利于下肢关节功能锻炼，避免长时间卧床导致的并发症。

应用下肢神经阻滞实施术后镇痛方案是有效控制下肢手术疼痛的重要组成部分，理想的术后镇痛应当是仅阻滞感觉神经，尽可能少的阻滞运动神经，尽可能的仅阻滞手术区域的神经，而不阻滞非手术区域神经。因此在实施术后镇痛时应采用低浓度的局麻药物，并进行高选择性神经阻滞，选择被阻滞的神经越靠近外周越好。

延伸阅读：止血带反应

四肢手术时，为减少术区出血量、保持术野清晰，除了少数明确有深静脉血栓者或是相关区域皮肤破损等具有止血带使用禁忌者，几乎都需使用止血带，因此止血带反应须得到重视。

止血带反应表现为止血带充气 30～60 分钟后缺血肢体的疼痛，导致清醒或浅镇静患者出现烦躁不安、冷汗、疼痛难忍，同时伴有心率增快、血压上升的等心血管反应。部分全麻患者若未及时加深麻醉也可表现出血压心率快速上升，并且在止血带放气后出现血压剧降的临床表现。

止血带反应的疼痛由两个原因引起：止血带的物理压迫和肢体的炎症反应，后者为其主要因素。止血带的物理压迫是止血带对大腿根部局部皮肤肌肉的压迫，无神经阻滞时患者感觉疼痛不适，仅少数患者可耐受；随着时间的推移止血带造成的肢体缺氧和酸中毒继发的无菌性炎症反应可刺激神经末梢产生较为严重的止血带疼痛，并且随着止血带时间的延长、炎性产物不断蓄积，疼痛可逐步加重至无法忍受，最终导致心率增快血压升高等一系列的心血管反应。

实施完善的神经阻滞可有效地降低止血带所引起的疼痛，也可通过静脉追加中枢性镇痛镇静药来缓解止血带反应，但消除止血带反应的最终措施还是松解止血带，恢复肢体供血。

下肢止血带绑缚位置通常在大腿根部，支配该区域的神经有：股神经及股神经前皮支、股外侧皮神经、闭孔神经、坐骨神经以及股后皮神经，因此若采用神经阻滞控制止血带反应则须阻滞以上神经。

（任普圣　余庆波）

第四章　超声引导的躯干神经阻滞

第一节　超声引导胸椎旁神经阻滞

二维码 4-1
本章图片

一、概　　述

胸椎旁间隙神经阻滞（thoracic paravertebral blockade，TPVB）在 20 世纪初期即应用于临床，传统的胸椎旁阻滞采用体表定位的盲穿法，在后正中线旁开 2～4cm 处穿刺，当针尖触及横突后再调整穿刺针的进针方向，使针尖越过肋横突韧带后注入局麻药，通过注药时的阻力大小判断针尖是否在理想位置。传统的盲穿法存在阻滞效果不确切、并发症发生率较高等缺点，使临床应用受到很大限制。

即便如此，胸椎旁神经阻滞与胸段椎管内麻醉相比，椎旁阻滞相对容易掌握，安全性也相对较高，同时由于是单侧阻滞，不易阻滞到交感神经，对循环干扰小。近年来，随着超声技术的普及，胸椎旁阻滞实现了可视化。通过超声扫描识别椎体棘突、横突和胸膜等结构，再引导穿刺针到达目标位置，完成注药与阻滞。超声引导下椎旁神经阻滞可以降低穿刺相关并发症的发生率，可以减轻术中应激反应，对血流动力学影响小，适用于胸部手术的复合麻醉与术后镇痛。

二、解剖基础

（一）局部解剖

胸椎旁间隙（paravertebral cavity，PVC）是位于肋骨头与肋骨颈之间的楔形区域（图 4-1）。它的后壁由肋横突韧带构成，前外侧壁是壁层胸膜和胸内筋膜，内侧壁是椎体和椎间盘的侧表面，胸椎旁间隙的后侧解剖包括横突、肋横突上韧带、肋骨。每个胸椎旁间隙包含有肋间神经、肋间神经的背支，肋间神经的腹支、交通支和交感干。胸椎旁间隙作为一个潜在的腔隙，向上与颈部椎前筋膜相连通，向下通向腰大肌与腰方肌之间的间隙，胸内筋膜在此处与胸腰筋膜的前层相连接，形成联系胸椎旁间隙与胸腰部肌肉间隙的桥梁。胸椎旁间隙内的脊神经是以小束走形在椎旁脂肪组织内的，并且没有鞘膜包绕，因此对局麻药非常敏感，容易被阻滞。椎旁间隙被胸内筋膜分成两部分，胸内筋膜前主要为交感神经节，胸内筋膜后主要包含肋间神经、脊神经背侧支、肋间动脉和脊神经腹侧交通支。

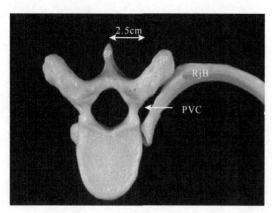

图 4-1　胸椎旁间隙的构成

（二）超声解剖及图像识别

临床上通常采用两种超声切面方式进行胸椎旁间隙的扫查,一是将超声探头沿肋骨走行放置作斜轴位切面扫查;第二种方式是将超声探头平行于脊柱放置作旁矢状切面扫查。

1. 斜轴位切面　将探头平行于肋骨放置（图 4-2A）,先扫查肋骨的超声声像图,其特征为一条线状的高回声,后方伴有声影,然后将探头向中线方向移动,直至棘突的声影出现在超声声像图边缘,此时能观察到的结构有位于内侧的棘突,棘突外侧的横突,肋横突关节以及肋骨,向下移动探头避开肋骨后可看见肋横突韧带、肋间肌、胸膜以及胸膜下方的肺组织（图 4-2B）,此时若嘱患者深呼吸可见有胸膜滑动征。胸椎旁间隙位于肋横突关节的下方靠近胸膜处。

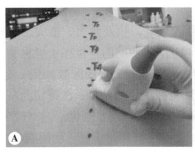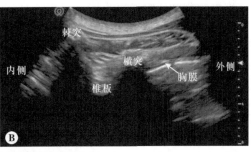

图 4-2　椎旁神经阻滞斜轴位切面

A. 探头放置图；B. 超声图

2. 旁矢状切面　将探头平行于后正中线放置,旁开后正中线约 2～3cm（图 4-3A）,此切面为旁矢状切面,可见相邻两胸椎的横突、肋横突韧带、横突间肌和胸膜以及胸膜下方的肺组织（图 4-3B）；在此切面胸椎旁间隙位于肋横突韧带与胸内筋膜之间。

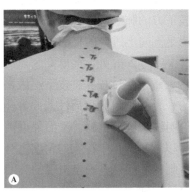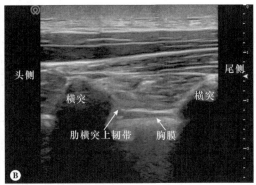

图 4-3　椎旁神经阻滞旁矢状切面

A. 探头放置图；B. 超声图

三、操 作 方 法

（一）探头选择

身材瘦小的患者可选用高频线阵探头,以获得成像质量更清晰的图像,但可探及的范围较小。对于体型肥胖,皮下脂肪厚的患者可选用低频凸阵探头,可以获得更多的关于胸椎旁组织结构的声像图。

（二）物品准备

超声仪、线阵/凸阵探头、无菌保护套、无菌耦合剂、神经阻滞托盘、装有局麻药的 20mL 注射器、神经阻滞穿刺针、无菌手套、皮肤消毒剂等。

（三）操作方法

操作前核对患者，常规监护、吸氧和镇静。患者体位可选择患侧在上的侧卧位或者坐位，消毒前需确定阻滞目标平面的脊神经根水平，可通过最靠近头端的第 1 肋向下计数，也可通过肩胛下角正对第 7、8 肋间，向上或向下计数可以快速地定位第 5 肋和第 9 肋以及相对应的胸椎节段，消毒穿刺部位附近皮肤。

1. 斜轴位切面平面内进针法　将探头平行于肋骨放置，扫及棘突、横突、肋横突关节以及肋骨，向下移动探头避开肋骨获取肋间的超声声像图，在肋间的声像图上可见胸膜与胸膜下的含气肺组织，穿刺的目标区域位于胸膜外与肋横突关节下方之间的区域。或探头由定位棘突脊柱正中线向阻滞侧移动，依次显示棘突、横突、肋骨或胸膜等结构。在该切面常采用平面内技术，进针点距离探头 1.5cm，以 1% 利多卡因局麻穿刺点后，使穿刺针沿超声探头中线进针，保持穿刺针位于超声波束平面内，逐层穿过皮肤、皮下组织、背阔肌、肋间肌/横突间肌直至穿刺针尖到达胸内筋膜与肋间内膜之间，回抽无气无血后注入局麻药物，观察药液在超声图像上的扩散情况。理想的局麻药液扩散位置是位于横突声影的后方、肋间内肌深面，并可见局麻药液将高回声的胸膜下压。有研究认为超声探头沿肋骨走行方向更易见胸膜和肋骨骨膜，穿刺针经肋间隙平面内穿刺。平面内斜轴位切面穿刺法的优点是穿刺针清晰可见，缺点是在肩胛区穿刺进针困难，主要适用于 T_4 平面以下的胸椎旁阻滞。

2. 旁矢状切面进针法　将探头平行于后正中线放置，旁开后正中线约 2~3cm，可见相邻两胸椎的横突、肋横突韧带、横突间肌和胸膜以及胸膜下方的肺组织；目标区域位于两横突之间横突间肌与胸内筋膜层之间的区域。在该切面可采用足侧向上进针的平面内法，也可采用在探头中点处的平面外进针法。平面内进针法进针点远离探头约 2cm 处，局麻穿刺点后，穿刺针进针角度约 10°~15°，保持穿刺针位于超声波束平面内，逐层穿过皮肤、皮下组织、背阔肌、横突间肌/横突间韧带，直至穿刺针尖到达胸内筋膜后方，回抽无气无血后注入局麻药液，观察胸膜受压向下移动与横突的声影构成"笑脸征"，即说明注药位置正确。平面外进针法：进针点靠近探头中点处约 0.5cm 处，局麻穿刺点后，穿刺针以近乎平行于探头的角度进针，观察超声图像，当针尖出现在超声声像图中后，调整探头与穿刺针的夹角，确定出现的高回声点为穿刺针针尖，继续进针并保持针尖位于超声图像之中直至针尖到达目标区域后，回抽无气无血后注入局麻药液，观察胸膜受压向下移动与横突的声影构成"笑脸"征即说明注药位置正确。

旁矢状切面入路不受肩胛骨影响，适用于 T_4 以上的胸椎旁阻滞，两种进针方式各有优缺点：平面内进针法全程可见穿刺针的影像，但是由于横突和肋骨的阻挡使进针角度受限，调整针尖走向困难。平面外法仅能显示穿刺针的一部分，针尖容易越过超声波束而进入到更深的位置造成胸腔内组织损伤，需要更高的控针技巧，并不适用于初学者。

（四）技术要点

1. 虽然高频探头有更强的空间识别能力，但由于高频探头声窗较小，且高频声波穿透能力较差，除非操作技术十分纯熟者，否则建议选择低频探头进行胸椎旁间隙的扫查，以获取更多的组织结构信息，避免穿刺针误入胸腔内。

2. 采用斜轴位切面进行探查时需分辨肋骨和胸膜的声影，在超声声像中胸膜与肋骨相似，都是一条高回声的亮线，但由于声波无法穿透肋骨的后方，因此在肋骨的后方会出现无回声的声影，而部分超声波束能够透过胸膜，在胸膜的后方可以出现含气的肺组织影，这是胸膜与肋骨最主要的区别。

3. 在穿刺过程中可以通过注射少量局麻药液或生理盐水，观察液性暗区出现的位置，辅助判断针尖具体位置。

4. 椎旁间隙被胸内筋膜分为两部分，胸内筋膜前方有交感神经节，但由于胸内筋膜几乎不能在超声声像图中显影，因此在椎旁间隙前方区域或后方区域作为阻滞的目标区域将有不同的阻滞效果。若椎旁阻滞的目的为全麻辅助或术后镇痛，则椎旁间隙的后方区域是我们主要的目标区域，在穿刺过程中尽量避免穿刺过深，以免阻滞到交感神经引起低血压；若椎旁阻滞的目的为阻滞交感神经进行疼痛治疗，则主要的目标区域应选择在椎旁间隙前方靠近椎体处。

5. 有文献研究表明，椎旁阻滞时即使注射少量的局麻药液，也可能扩散到硬膜外间隙，因此实施椎旁阻滞时应注意尽量靠近胸膜注药，这样在避免药液向硬膜外间隙扩散的同时也能避免穿刺针误入椎间孔。

6. 若行胸椎旁连续阻滞，穿刺目标区域应选择椎旁间隙的外侧缘，并在置入导管时置入深度不超过 5cm 为宜，以避免导管误入椎间孔刺激到神经根，以及因置入导管过长导致导管打结。

（五）药品准备

超声引导下单点注射局部麻醉药物 0.5%罗哌卡因 10～20mL 即可产生同侧多个节段的胸椎旁神经阻滞，抑制手术引起的应激反应。若需更多节段的阻滞，也可间隔一个节段注入 0.5%罗哌卡因 5～10mL。

胸椎旁间隙放置导管进行连续神经阻滞，能替代术后静脉和硬膜外镇痛，提供良好的镇痛效果，从而避免静脉和硬膜外镇痛的并发症，通常需持续输注 0.1%罗哌卡因 0.1mL/（kg·h）。

四、临 床 应 用

（一）适应证

常用于肋间神经痛、肋骨骨折、带状疱疹、胸部外伤疼痛等症的治疗。联合全身麻醉即可作为以下手术麻醉的一部分：如乳腺手术、开胸手术、胸腔镜手术、上腹部手术、后腹膜手术。同时能够为这些手术提供一定时间的术后镇痛。亦可单独用于胸壁手术的麻醉。此外，可通过阻滞交感神经治疗或缓解心绞痛以及伴随内脏神经痛症状的交感神经痛、胸椎痛等痛症。

（二）禁忌证

穿刺部位感染、局麻药过敏、凝血功能明显异常、患者拒绝区域阻滞麻醉者。

（三）并发症

局麻药中毒、低血压、高平面麻醉或全脊麻、气胸、神经损伤、神经根炎、穿刺部位血肿形成。

第二节　超声引导竖脊肌平面阻滞

一、概　　述

竖脊肌平面阻滞（erector spinae plane block，ESPB）最早于 2016 年由 Forero 等人报道用于一位肋骨病理性疼痛的患者，取得了良好的镇痛效果。2017 年 Mauricio 报道了连续竖脊肌平面阻滞技术应用于开胸手术硬膜外失败后的镇痛补救治疗。随后该项阻滞技术得到了临床医生的广泛关注，竖脊肌平面阻滞机理尚不明确，有文献表明其可能通过局麻药直接扩散进入胸椎旁间隙产生作用，对脊神经背侧支、腹侧支、交通支均产生影响。自 2017 年以来相当数量的文献相继报道了竖脊肌平面阻滞（ESPB）用于腹壁疝修补术、胸科手术、乳腺手术、减肥手术的急性疼痛管理，使麻醉医生在镇痛方面又多了一种"武器"。

二、解　剖　基　础

（一）局部解剖

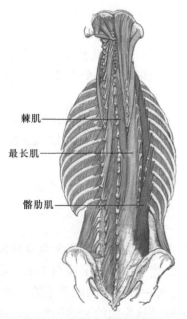

图 4-4　竖脊肌的解剖结构

棘肌

最长肌

髂肋肌

竖脊肌位于斜方肌和菱形肌的深面，棘突与肋角之间的沟内，以总腱起自骶骨背面、腰椎棘突、髂嵴后部和胸腰筋膜。竖脊肌向上分为三部（图 4-4）：外侧为髂肋肌，止于肋角；中间为最长肌，止于横突及其附近肋骨；内侧为棘肌，止于棘突。脊神经出椎间孔后分为腹侧支、背侧支和交通支。背侧支通过肋横突孔向后走行，进入竖脊肌、菱形肌和斜方肌，最终延续为背部皮支。腹侧支沿水平走行成为肋间神经，最先走行于肋间内膜深面，随后走行于肋间内肌和肋间最内肌之间，最终延续成为支配前胸壁和上腹部的前皮支，于肋角附近分出外侧皮支支配侧胸壁，另外构成支配肋间肌的多支肌支。

（二）超声解剖及图像识别

竖脊肌平面阻滞可分为胸段和腰段竖脊肌平面阻滞，可分为长轴扫描和短轴扫描两种扫描方式，一般来说，胸段竖脊肌平面阻滞最为常用，下面以 T_5 水平介绍竖脊肌平面阻滞。

1. 长轴扫描　高频线阵探头沿长轴置于 T_5 棘突旁约 3cm（图 4-5A），可见横突的骨性声影横突表面存在三层肌肉，自浅至深分别为斜方肌、菱形肌和竖脊肌，横突深面为相关肌肉、肋横突上韧带和胸膜（图 4-5B）。

2. 短轴扫描 高频线阵探头沿短轴置于 T_5 棘突和横突水平（图 4-6A），识别 T_5 棘突、椎板、横突，以及横突骨性声影表面的三层肌肉，自浅至深分别为斜方肌、菱形肌和竖脊肌。竖脊肌下方骨性声影为横突，横突外侧深面可见肋间肌和胸膜（图 4-6B）。

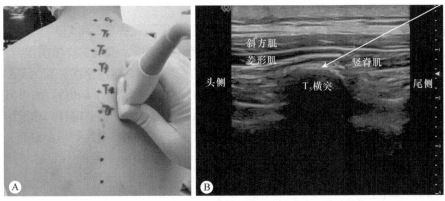

图 4-5 竖脊肌平面阻滞长轴扫描超声探头放置（A）与超声图（B）

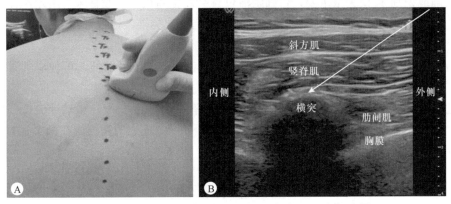

图 4-6 竖脊肌平面阻滞短轴扫描超声探头放置（A）与超声图（B）

三、操作方法

（一）探头选择

常用高频线阵探头，腰段竖脊肌平面阻滞可选用低频凸阵探头。

（二）患者体位

实施竖脊肌平面阻滞常采用侧卧位、坐位或俯卧位。

（三）物品准备

带有高频/低频探头的超声仪、无菌保护套、无菌耦合剂、神经阻滞托盘、装有局麻药的 20mL 注射器、长度为 80mm 的 22G 神经阻滞穿刺针、无菌手套、皮肤消毒剂等。

（四）操作方法

1. 旁正中矢状位长轴入路 常规消毒患者拟阻滞侧背部皮肤，探头套无菌保护套，旁正中矢状位长轴放置在 T_5 的横突上，一般位于 T_5 棘突旁约 3cm，探头向内侧移动可识别关节突和椎板，向外侧移动识别肋骨和下方的胸膜，当屏幕显示清楚 T_5 横突及其上方的三层肌肉后，固定探头，距探头头侧 0.5～1cm 处进针。穿刺前可行局部麻醉，平面内进针，当针尖抵到横突回抽无血后可注入局麻药。可先行水分离观察注射层面是否正确，理想的药液应在横突上方、竖脊肌深面的筋膜间隙扩散（图 4-5B）。

2. 短轴入路   常规消毒患者拟阻滞侧皮肤，探头套无菌保护套，将超声探头放置在 T_5 棘突和横突水平。短轴图像比较容易识别，是典型的棘突、椎板、横突三阶梯图像，且 T_5 横突呈现典型的向后翘的形态。识别横突骨性声影表面的三层肌肉，自浅至深分别为斜方肌、菱形肌和竖脊肌，进针点选择探头外侧 0.5～1cm 处，由外向内进针（图 4-6B）。如果肩胛骨阻碍进针，可让患者阻滞侧上臂前伸，可使肩胛骨外移以利于进针。穿刺前可行局部麻醉，平面内进针，当针尖抵到横突回抽无血后可注入局麻药，可先行水分离观察注射层面是否正确，理想的药液应在横突上方、竖脊肌深面的筋膜间隙扩散，回抽无血后注入 0.5% 罗哌卡因 20mL。

（五）操作要点

1. 正确地识别 T_5 横突很重要，否则阻滞位置会发生错误。一般临床上用超声计数肋骨的方式来识别对应的横突，可以先识别 T_{12} 浮肋后向上依次类推，计数 T_5 横突，亦可以先识别 T_1 肋后向下依次类推计数 T_5 横突。

2. 短轴入路时，如果肩胛骨阻碍进针，可让患者阻滞侧上臂前伸，可使肩胛骨外移以利于进针。

3. 注射层面一定要正确，神经阻滞针针尖一般有 1～2mm 长度，虽然针尖抵到横突，有可能注射层次错误，可先行水分离观察注射层面是否正确，理想的药液应在横突上方、竖脊肌深面的筋膜间隙扩散。

四、临 床 应 用

（一）适应证

癌性镇痛，竖脊肌平面阻滞为门诊肋骨转移癌患者提供满意的镇痛效果。可作为独立麻醉应用于后背、腰椎短小手术，选择合适的穿刺入路联合局麻或少量镇静、镇痛药物可满足一些短小的手术需求，如后背部脂肪瘤、腰椎清创手术等。联合全身麻醉应用于胸、腹部手术，已有很多个案报道竖脊肌平面阻滞联合全身麻醉可以减少胸、腹部手术术中或术后阿片类药物的总量，促进患者恢复，缩短住院天数，但竖脊肌平面阻滞效果不确定，阻滞机理争议很大，后续仍需大样本验证胸、腹部手术镇痛的有效性。

竖脊肌平面阻滞作为一种新型的神经阻滞技术，存在以下几方面的优势：

一是安全性较高，相对于传统椎管内阻滞和胸椎旁阻滞，注药点较为表浅，不靠近重要脏器及血管，发生气胸、血肿、神经损伤等并发症的风险较低，对凝血功能要求也较低。

二是操作简单，超声定位下肌肉层次和横突的影像学特征明显，容易分辨，注药后方便观察。

三是阻滞范围广，镇痛时间长，T_5 水平单次阻滞的范围可达 T_2～T_9 平面，持续镇痛时间可达 12～24h，脊神经背侧支阻滞明确，但是否能阻滞脊神经腹侧支目前争议较大。

（二）并发症

超声引导竖脊肌阻滞并发症发生率极低，主要包括感染，血肿形成，局麻药毒性反应（剂量过大或误入血管）等，气胸、血胸、神经损伤极其少见。

第三节　超声引导前锯肌平面阻滞

一、概　　述

前锯肌平面阻滞（serratus anterior plane block，SAPB）是新兴的胸壁神经阻滞技术，通过局麻药在前锯肌间隙扩散，能有效阻滞肋间神经外侧皮支，浸润胸长神经及胸背神经，为前外侧胸壁提供镇痛。该技术最早在 2013 年 Blanco 等提出，用于乳腺癌术后镇痛，并得以在临床推广应用。SAPB 分为浅层 SAPB 和深层 SAPB，两种方式的选择需考虑手术类型、解剖条件等相关因素。最近有文献报道低位前锯肌平面阻滞用于腹部手术镇痛，进一步拓宽了 SAPB 应用范围。超声引导下 SAPB 安全、镇痛效果确切、操作简单、并发症少，可为硬膜外穿刺及椎旁神经阻滞禁忌证或失败时提供新的选择，并已成功应用于乳腺手术术后镇痛、肋骨骨折手术镇痛、胸科手术及部分腹部手术术后镇痛。本节主要对前锯肌平面阻滞的解剖、操作方法以及临床应用进行讲解。

二、解　剖　基　础

（一）局部解剖

前锯肌贴附于胸廓侧壁，以数个肌齿起于第 8 肋或第 9 肋外侧，止于肩胛骨的脊柱缘及下角，上部为胸大肌和胸小肌所遮盖，内侧紧邻肋间肌（图 4-7）。胸脊神经根从各椎间孔穿出后，分为腹侧支和背侧支，背侧支支配椎旁区域的皮肤及肌肉，腹侧支则继续向外侧走行延为肋间神经。肋间神经在腋中线发出肋间神经外侧皮支，其穿过肋间内肌、肋间外肌、前锯肌，走行于前锯肌表面。研究发现，前锯肌与其浅层的背阔肌形成前锯肌平面。支配前锯肌的神经来自胸长神经，位于前锯肌平面，由前锯肌筋膜覆盖，胸背神经亦走行于腋中线前锯肌平面上。局部麻醉药注射到前锯肌平面后，便可阻滞走行在该筋膜间隙的肋间神经外侧皮支、胸长神经和胸背神经，在前锯肌深层注射局麻药同样可以阻滞肋间神经外侧皮支，即 Blanco 提出的前锯深层阻滞。SAPB 后镇痛范围可达该侧胸廓 $T_2 \sim T_9$，为一侧胸壁提供满意镇痛。

（二）超声解剖与图像识别

经典的 SAPB 一般选择腋中线第 4～5 肋间，在前锯肌浅层和深层筋膜间隙注药均可，腹部侧方手术亦可以选择第 7～8 肋间，行低位 SAPB。一般来说，SAPB 要根据手术切口位置选择最佳注射位点。SAPB 可分为长轴扫描和短轴扫描两种扫描方式，腋中线 4～5 肋间 SAPB 最为常用，下面以腋中线 4～5 肋间短轴 SAPB 介绍该阻滞。

SAPB 超声扫查时，患者采取仰卧位或侧卧位均可，将高频线性超声探头放置在胸廓锁骨中段的矢状面上，平胸骨角即为第 2 肋，然后依次计数，于腋中线确定第 5 肋的位置，此时可清晰辨识浅表的背阔肌、上方的大圆肌及深面的前锯肌，也可利用胸背动脉走行于前锯肌表面作为定位参考。

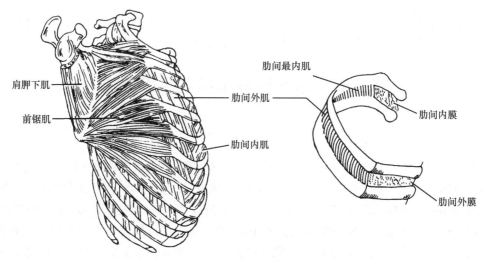

图 4-7　前锯肌解剖图

三、操 作 方 法

（一）探头选择

SAPB 一般选用高频线阵探头（8～14MHz）。

（二）物品准备

线阵探头超声仪、无菌保护套、无菌耦合剂、神经阻滞托盘、装有局麻药的 20mL 注射器、长度为 50mm 或 80mm 的 22G 神经阻滞穿刺针、无菌手套、皮肤消毒剂等。

（三）操作方法

1. 短轴 SAPB 技术　患者取患侧向上侧卧位，患侧上肢放松。常规消毒皮肤，铺巾，使用高频线阵超声探头，在腋中线定位第 5 肋骨，探头垂直于肋骨长轴放置，以此辨识浅表的背阔肌、深部的前锯肌、肋骨及胸膜（图 4-8）。采用平面内阻滞技术，将神经阻滞针由尾侧向头侧进针，当针尖到达前锯肌表面时注入试验剂量 2mL 进行水分离，超声检查注射间隙正确后注入剩余容量。

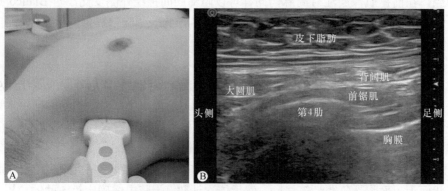

图 4-8　前锯肌平面阻滞短轴扫描超声探头放置（A）与超声图（B）

2. 长轴 SAPB 技术　　患者体位和扫查方法同短轴技术，探头平行肋骨长轴放置，辨识浅表的背阔肌、深部的前锯肌和肋骨（图 4-9）。采用平面内阻滞技术，将神经阻滞针由脊侧向腹侧进针，当针尖到达前锯肌表面时注入试验剂量 2mL 进行水分离，超声检查注射间隙正确后注入剩余容量。

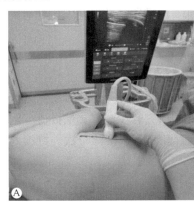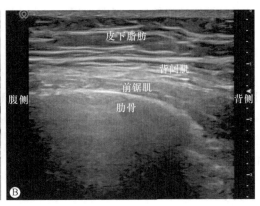

图 4-9　前锯肌平面阻滞长轴扫描超声探头放置（A）与超声图（B）

（四）操作要点

1. 从操作布局（以右利手为例）讲，如果是左侧手术，超声放置在患者对侧，建议操作者站在患者背侧，采用长轴 SAPB 技术，避免短轴 SAPB 操作，因为不容易进针。如果超声放置在患者左侧，建议操作者站在患者对侧，此时，短轴操作和长轴操作都相对容易。如果患者是右侧手术，操作者站在患者背侧，超声在患者对侧，此时短轴操作和长轴操作都相对容易。

2. 为了获得清晰的超声成像，探头要适度加压，可以让显像更加清晰。同时，超声探头与肋骨要垂直，注意肋骨走行的弧度。

3. 为了避免相关并发症，建议采用平面内技术进针，针尖针体始终显示在超声图像上，建议以肋骨作为穿刺指向目标，而非肋间隙。

（五）给药途径

前锯肌阻滞在前锯肌浅面或深面注药都可以产生良好阻滞效果。Blanco 等研究结果显示，浅层 SAPB 范围最广可达 $T_2 \sim T_9$，持续时间可达 750~840min，而深层 SAPB 持续时间相对较短，为 270~625min。单次注药镇痛持续时间有限，可选择平面内置管，以提供良好的围手术期镇痛。相关研究表明，通过放置导管在前锯肌浅层并间断或持续给予局部麻醉药可以延续 SAPB 的时效。Khalil 等对单次+连续 SAPB 与胸段硬膜外阻滞在开胸术后镇痛效果进行比较，以 5mL/h 速度持续输注 0.125%丁哌卡因至术后 24h，连续 SAPB 组在提供术后镇痛方面并不劣于胸段硬膜外阻滞组，其在术后 24h VAS 评分差异无统计学意义，24h 吗啡的用量、恶心呕吐发生率差异无统计学意义，而 SAPB 组在循环稳定方面明显优于胸段硬膜外阻滞组。

四、临床应用

（一）作为独立麻醉应用于侧胸壁短小手术

SAPB 联合少量镇静、镇痛药物可满足一些短小的手术需求，如侧胸壁肿物切除术，腋窝淋巴结活检等。

（二）联合全身麻醉应用于侧胸、腹部手术术中或术后镇痛

SAPB 联合全身麻醉可以减少侧胸、腹部手术术中或术后阿片类药物的总量，不引起血流动力学的波动，维持较好的氧合通气指标，减少肺不张、尿潴留等并发症发生的可能性，加速患者康复，缩短住院天数。

（三）用于肋骨骨折镇痛和慢性疼痛治疗

SAPB 用于肋骨骨折患者的镇痛临床报道较多，前锯肌平面置管持续输注罗哌卡因可使肋骨骨折疼痛缓解且呼吸明显改善。SAPB 治疗慢性疼痛的研究较少，有文献报道一例乳腺癌术后持续慢性疼痛的患者间断应用 SAPB 镇痛的病例，每隔 2～4 周治疗一次，持续 6 个月后，患者疼痛明显缓解，恢复正常生活。

（四）并发症

前锯肌阻滞并发症发生率极低，主要包括感染、血肿形成、局麻药毒性反应（剂量过大或误入血管）、气胸等，神经损伤极其少见。

第四节　超声引导腹横肌平面阻滞

一、概　　述

在腹内斜肌与腹横肌之间的筋膜层注射局部麻醉药，可以阻滞到经此间隙走行的支配前腹壁的神经，产生良好的腹壁区域镇痛效果，此阻滞方法为腹横肌平面阻滞（transversus abdominis plane block，TAP）。该方法最早由 Rafi 等人在 2001 年报道，采用盲穿法通过进针时两次突破感来判断针尖所在位置，然后注入一定量的局麻药物，达到阻滞腹壁神经的目的。Hebbard 等人于 2007 年报道了超声定位下的腹横肌平面阻滞，使腹横肌平面阻滞更加安全、确切、简单易行。目前超声引导下的腹横肌平面阻滞已经发展出肋缘下入路、侧方入路和后方入路等多种操作方法，本节主要对腹横肌平面阻滞的解剖、操作方法以及临床应用进行讲解。

二、解　剖　基　础

（一）局部解剖

解剖下可见腹前外侧壁大体由 6 层结构组成，分别为皮肤层、皮下筋膜层、肌肉层、腹横筋膜层、腹膜外筋膜层及壁腹膜层，其中肌肉层由外向内主要由腹外斜肌、腹内斜肌和腹横肌以及腹壁正中的腹直肌组成。支配前腹壁的感觉神经主要是由 T_6～L_1 神经所发出的前支支配，其中 T_6～T_{11} 是肋间神经，T_{12} 是肋下神经，主要支配上腹壁；L_1 的终末支为髂腹下神经和髂腹股沟神经，走形于下腹壁，支配下腹壁感觉及腹部肌肉。T_6～L_1 向腹壁外侧发出的肌皮支走行于腹内斜肌和腹横肌之间的筋膜平面，该平面被称为腹横肌平面。腹壁前外侧的肌肉组织主要有三层，由外及里依次为：腹外斜肌、腹内斜肌、腹横肌，肌肉之间为筋膜层。腹部正前

方主要由腹直肌及其腱鞘构成（图 4-10）。

　　前腹部的皮肤、肌肉及壁腹膜由低位的胸腰段神经支配（$T_6 \sim L_1$），这些神经离开椎间孔后越过横突，穿入侧腹壁肌肉，进入腹内斜肌与腹横肌之间的平面，在腋中线附近发出分支支配侧腹部皮肤，然后继续往前进入腹直肌层，再发出前分支支配腹中线附近的皮肤。

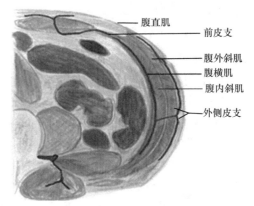

图 4-10　腹横肌平面位置

（二）超声解剖与图像识别

　　由于腹部每层肌肉移行为腱膜的位置位于腹部不同的部位，因此在腹部的不同区域使用超声观察肌肉层次会有明显的不同（图 4-11）。侧方入路的 TAP 阻滞在超声下需要辨明由外到内的三层肌肉结构：腹外斜肌、腹内斜肌和腹横肌。其中，腹外斜肌和腹横肌较腹内斜肌更薄。在腹内斜肌和腹横肌之间可以看到清晰的高亮线状回声，该部位即为腹横肌平面，在腹横肌深处可见高回声亮线此为腹膜，其下可见运动的肠管。在肋缘下可见腹直肌与腹横肌两层肌肉，向外侧移动可扫及腹直肌与腹外斜肌、腹内斜肌的交界处，在腹内斜肌深处可见腹横肌，这四块肌肉的腱膜共同构成了半月线。在后方入路观察，超声可显示出腹外斜肌、腹内斜肌、腹横肌三层肌肉结构与腰方肌交界处。

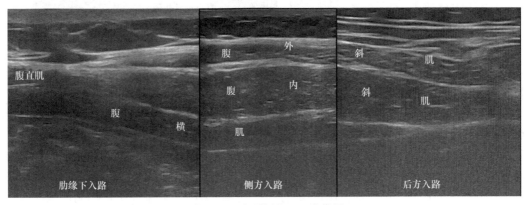

图 4-11　不同位置 TAP 声像图

三、操 作 方 法

（一）探头选择

　　TAP 阻滞一般选用高频线阵探头（8～14MHz）。

（二）物品准备

　　线阵探头超声仪、无菌保护套、无菌耦合剂、神经阻滞托盘、装有局麻药的 20mL 注射器、长度为 50mm 或 100mm 的 22G 神经阻滞穿刺针、无菌手套、皮肤消毒剂等。

（三）操作方法

嘱患者平卧位，探头先置于侧腹壁，Mark 标志指向患者内侧，侧腹壁的超声图像由深至浅依次为：皮肤、皮下脂肪、腹外斜肌、腹内斜肌、腹横肌、腹膜、腹腔。识别三层典型肌肉结构后，可将探头向前或向后滑动，产生三种不同入路超声图像。根据手术切口的不同选择不同的入路进行阻滞。

1. 侧方入路　患者平卧位，将超声探头放入腋中线、髂嵴和肋缘之间，取超声显示器上出现最佳腹壁肌肉结构的皮肤位置（图 4-12）。此时超声探头横向固定在腋前线髂嵴上方，穿刺针垂直腋中线水平，以平面内技术进针，当针尖显示到达腹横肌平面时，回抽无血或气体时，即可注入一定量的局麻药。若发现药液在肌肉内扩散则需停止注射调整针尖位置，使针尖位于腹横筋膜平面内。当在腹横肌平面层出现梭形扩散的超声影像时表示注射成功。腋中线入路阻滞范围可达 $T_{10} \sim T_{12}$ 水平，可为脐下水平的下腹部手术，如子宫切除术、剖宫产术、结直肠手术等患者带来良好镇痛效果。

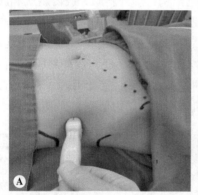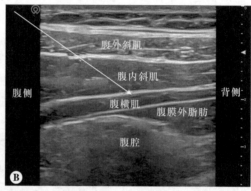

图 4-12　TAP 阻滞侧方入路超声探头放置（A）与超声图（B）

2. 肋缘下入路　患者平卧位，将超声探头斜向矢状面放置于肋缘下由深至浅与锁骨中线交点处，沿肋缘下向内向外移动探头选取超声显示屏中出现腹直肌、腹外斜肌、腹内斜肌及腹横肌结构最清楚部位（图 4-13）。以平面内技术进针，当针尖显示到达腹横肌平面时，回抽无血液或气体时，即可注入一定量的局麻药。当腹横肌平面层出现梭形扩散的超声影像时表示注射成功。肋缘下腹横肌平面阻滞范围可达 $T_6 \sim T_9$ 水平，因此可以满足临床中腹腔镜胆囊切除术、胃切除术、肝移植等上腹部手术的术后镇痛。

3. 后方入路　患者侧卧位，在髂嵴与肋骨下缘腋后线水平呈轴状位放置线阵探头，向背侧移动，当超声图像显示出腹外斜肌、腹内斜肌、腹横肌三层肌肉筋膜与腰方肌交界处时（图 4-14），此时固定超声探头位置，以平面内技术进针，当针尖显示到达腹横肌上方时，回抽无血或气体时，即可注入一定量的局麻药，可发现药物沉积在腹横肌筋膜层形成梭形扩散超声影像，表示注射成功。在此处行 TAP 阻滞时一定要注意针尖的位置，不能突破腹横肌筋膜的深层，否则将影响药液的扩散范围。此种入路法阻滞范围较广可达 $T_9 \sim T_{12}$，此外有研究表明在该入路行阻滞药液可扩展至椎旁间隙，在阻滞腹壁皮神经的同时还可阻滞到内脏神经。

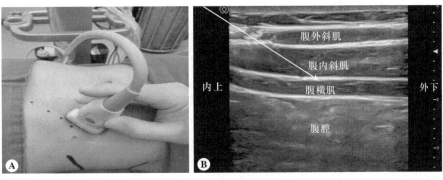

图 4-13　TAP 阻滞肋缘下入路超声探头放置（A）与超声图（B）

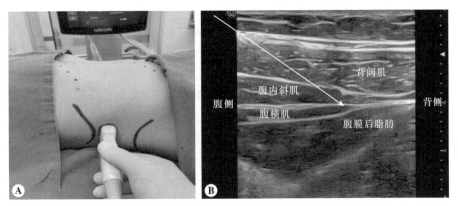

图 4-14　TAP 阻滞后方入路超声探头放置（A）与超声图（B）

箭头所示为进针路径

（四）操作要点

1. 采用平面内技术行 TAP 阻滞时，进针点离探头的距离可以稍远一点，这样减小进针的角度，利于穿刺针在超声下的显影。

2. 理想的 TAP 阻滞注药时可见药液在腹内斜肌的深面和腹横肌的浅面出现一个梭形扩散的液性暗区，但是在实际穿刺过程中往往难以精确控制针尖平面正好处于两层肌肉之间的筋膜层内。因此在穿刺过程中采用少量局麻药（1mL）试注射可以帮助定位针尖位置，防止出现肌肉内注射避免局麻药物过快吸收入血，引起局麻药物中毒。

3. 不同入路的 TAP 阻滞范围略有所不同，在实施阻滞选择入路时应根据手术切口具体选择。一般脐以下的下腹部手术首选侧方入路的 TAP 阻滞，上腹部手术首选肋缘下入路的 TAP 阻滞。后方入路的 TAP 阻滞虽然阻滞范围较广，但药液仍难以阻滞到支配上腹部的神经，因此后方入路的 TAP 阻滞并不适用于上腹部的手术。

（五）给药方式与用药选择

腹横肌平面阻滞给药方法分为单次给药和持续给药两种方式。研究发现，单次注入浓度为 0.1%的丁哌卡因注射液和 20mL 磁共振造影剂的混合液，20min 后磁共振扫描发现药物扩散至 $T_7 \sim L_1$ 水平。同时前腹壁神经支配区域有明显阻滞效果。其结果表明，药效最佳时期为阻滞 90min，4h 后磁共振扫描显示混合液显影开始减弱，同时腹部阻滞感觉也开始消退，24h 后阻滞效果完全消失。

使用浓度为 0.125% 的左旋丁哌卡因注射液配置镇痛泵, 背景输注速率设定为 6mL/h 进行持续给药。结果显示, 术后 48h 患者满意度较单纯静脉镇痛组良好, 且阿片类镇痛补救性药物应用减少, 同时 24～48h 患者出现恶心、呕吐等不良反应发生率明显降低。腹横肌平面阻滞留置导管持续给药的方法, 在一定程度上满足术后镇痛, 同时引起的不良反应又较其他方式小, 但由于腹横肌平面独特的解剖结构, 使置管或有效的留置导管成为一个难题。有研究显示其置管失败率达 18.2%, 故连续阻滞失败率过高是限制其发展和应用的重要原因。

腹横肌平面阻滞应遵循局麻药使用原则, 即低浓度、大容量。成人单次注射常用剂量为 0.25%～0.5% 罗哌卡因, 每侧 20～30mL。小儿剂量推荐 0.2% 罗哌卡因, 总量不超过 1.5mg/kg。

四、临 床 应 用

（一）作为独立麻醉应用于腹部手术

选择合适的穿刺入路法联合局麻或少量镇静、镇痛药物可满足一些短小的手术需求, 如腹股沟疝修补术、腹壁肿物切除术等。

（二）联合全身麻醉应用于腹部手术

TAP 阻滞联合全身麻醉可以显著减少术中、术后阿片类药物的总量, 促进患者恢复, 缩短住院天数。

（三）术后镇痛

术前或术毕应用 TAP 阻滞均能产生良好的术后镇痛效果, 减少术后患者阿片类药物应用。

（四）治疗慢性疼痛和癌痛

有研究指出持续肋缘下腹横肌平面阻滞可有效缓解癌症腹壁转移患者的腹部疼痛, 其可降低 80% 动态疼痛和 100% 静态疼痛, 2 个月内阿片类镇痛药物需求降低 50%。因此对于术后引起的慢性疼痛和癌痛而言, 超声引导下腹横肌平面阻滞是一种成功且有效的治疗方法。

（五）并发症

腹横肌平面阻滞并发症发生率极低, 主要包括感染、血肿形成、局麻药毒性反应（剂量过大或误入血管）、穿入腹腔、穿伤肠管等, 神经损伤极其少见。

第五节　超声引导腹直肌鞘阻滞

一、概　　述

腹直肌鞘阻滞（rectus sheath block, RSB）是将局麻药注射在腹直肌与腹直肌后鞘之间, 阻滞走行于两者之间的肋间神经前皮支, 为腹壁正中切口提供镇痛。1899 年, Schleich 首次将其应用于剖腹手术松弛腹壁肌肉。2006 年, Willschke 等率先提出在超声引导下行 RSB。近年来随着超声设备的发展和穿刺技术的成熟，RSB 逐渐用于脐疝手术或其他正中切口手术的镇痛。

二、解 剖 基 础

（一）局部解剖

腹直肌位于腹正中线两侧，由腹直肌鞘包裹。在弓状线以上，腹直肌鞘前层由腹内斜肌腱膜的前层和腹外斜肌腱膜融合而成，后层由腹横肌腱膜和腹内斜肌腱膜的后层融合而成，深面是腹横筋膜（图 4-15）。在脐下 4～5cm 以下，即弓状线以下，构成鞘后层的腹内斜肌腱膜的后层和腹横肌的腱膜，完全转至腹直肌前面，参与构成鞘的前层，所以此处缺乏鞘的后层。弓状线以下的腹直肌后面直接与腹横筋膜相贴。T_6～T_{11} 肋间神经、肋下神经前皮支在腹内斜肌和腹横肌之间斜向内下，走行于腹直肌与腹直肌后鞘之间，穿腹直肌和腹直肌前鞘分布于腹前壁，支配相应区域的皮肤、肌肉和壁腹膜。

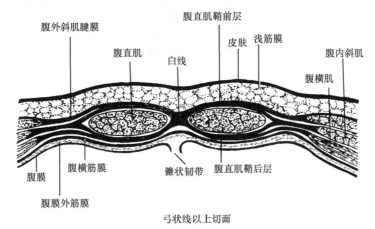

弓状线以上切面

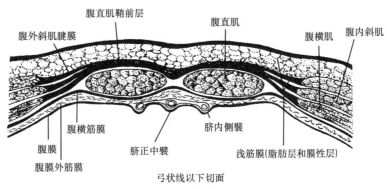

弓状线以下切面

图 4-15　腹直肌鞘解剖示意图

（二）超声解剖及图像识别

腹直肌和腹直肌后鞘在超声下相对容易识别，根据探头放置位置的不同，可以分为脐旁 RSB 和肋缘下 RSB。

1. 脐旁 RSB　超声探头脐旁横向放置，由浅至深依次为皮肤、皮下脂肪、高回声的腹直肌前鞘、低回声的腹直肌、高回声的腹直肌后鞘、高回声的腹膜、蠕动的高回声的肠管

（图 4-16）。旁矢状面上，腹直肌下面的腹横肌健膜和腹横筋膜呈双强回声。采用彩色多普勒模式辨认腹壁动脉。

2. 肋缘下 RSB　超声探头在剑突外、肋缘下斜矢状位放置，平行于肋缘，由浅至深依次为皮肤、皮下脂肪、高回声的腹直肌前鞘、低回声的腹直肌、高回声的腹直肌后鞘、高回声的腹膜（图 4-17）。在此位置，腹直肌深面大概率会出现小部分腹横肌，跟解剖和探头倾斜角度有一定原因，探头向头侧倾斜腹横肌出现的概率很高。

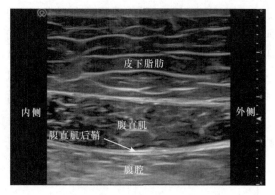

图 4-16　脐旁 RSB 超声图片

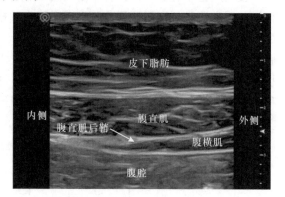

图 4-17　肋缘下 RSB 超声图片

三、操 作 方 法

（一）探头选择与体位

一般选用高频线阵探头。患者采用平卧位。

（二）物品准备

带有高频线阵探头的超声仪、无菌保护套、无菌耦合剂、神经阻滞托盘、装有局麻药的 20mL 注射器、长度为 50～80mm 的 22G 神经阻滞穿刺针、无菌手套、皮肤消毒剂等。

（三）操作方法

1. 脐旁 RSB　在脐外侧水平，探头横向放置，采用平面内技术进针，进针点距超声探头外侧 1～2cm，进针角度为 45°，进针方向由外向内，于腹直肌外侧进针，依次穿过皮肤、皮下组织、腹直肌前鞘、腹直肌。针尖位置位于腹直肌与腹直肌后鞘之间，药物一般注射于腹直肌后鞘中部靠外的位置，注药后可见腹直肌与腹直肌后鞘分离。也可先注射生理盐水，待腹直肌与腹直肌后鞘分离后，再注射局麻药。当腹直肌与腹直肌后鞘出现梭形扩散的超声影像时表示注射成功。

2. 肋缘下 RSB　定位剑突外、肋缘下，探头平行于肋缘放置，亦采用平面内技术进针，进针点距超声探头外侧 1～2cm，进针角度为 45°，进针方向由外向内，于腹直肌外侧进针，依次穿过皮肤、皮下组织、腹直肌前鞘、腹直肌，针尖位置位于腹直肌与腹直肌鞘之间，可先采用水分离技术，待腹直肌与腹直肌后鞘分离后，再注射局麻药。腹直肌与腹直肌后鞘出现梭形扩散的超声影像时表示注射成功。

（四）操作要点

1. RSB 是一个相对简单的操作，镇痛效果明确，主要针对腹壁正中切口或旁正中切口手术的镇痛，正确的注射位置在腹直肌和腹直肌后鞘之间，而不是突破腹直肌后鞘，所以，注射药物前的水分离很重要。

2. 因腹直肌腱划的存在，阻碍了局麻药的上下扩散。所以，当正中切口较长时，需单侧多点行 RSB 才能取得很好的腹壁镇痛效果。

3. 因腹壁动脉和静脉在腹直肌后方、腹直肌后鞘内，注药前务必回抽，确认针尖不在血管内，以免造成局麻药中毒。因注射位置比较靠近腹膜，应避免扎破腹横筋膜损伤腹部肠管和脏器。

（五）给药方式与用药选择

RSB 给药方法分为单次给药和持续给药两种方式。单次给药镇痛时间有限，一般在 12～24h 之间，可给予地塞米松或右美托咪定延长单次镇痛时间，因为 RSB 对内脏痛无效果，所以，应联合静脉镇痛泵多模式镇痛方可取得不错的镇痛效果。持续给药镇痛方面，有研究表明，在超声引导下将导管置入腹直肌与后鞘之间，对于成年人来说，留管 5～7cm，每隔 6～8h 通过每侧的导管注入 0.25% 丁哌卡因 20mL，导管可保留 2～4d。也可选择通过每侧导管注入 0.2% 罗哌卡因 20mL，以后每 4h 重复 1 次，可取得不错的腹壁正中切口持续镇痛效果。

用药应遵循局麻药使用原则，即低浓度、小容量、多点阻滞。临床上 RSB 的用药浓度、剂量等大不相同，目前为止还没有找到最佳的用药浓度和剂量。成人单次注射常用剂量为 0.25%～0.5% 罗哌卡因，每侧 10mL 左右，小儿剂量推荐 0.2% 罗哌卡因，每侧 0.1mL/kg 可完成有效阻滞，总量不超过 1.5mg/kg。

四、临床应用

（一）作为独立麻醉应用于腹部手术

选择合适的穿刺入路联合局麻或少量镇静、镇痛药物可满足一些短小的手术需求，如脐疝修补术、腹膜透析置管、腹壁肿物等。

（二）联合全身麻醉应用于腹部正中切口手术

RSB 联合全身麻醉可以显著减少腹部正中切口手术术中、术后使用阿片类药物的总量，促进患者恢复，缩短住院天数。

（三）腹部正中切口手术多模式镇痛的有效组成成分

腹部正中手术术前或术毕应用 RSB 均能产生良好的术后镇痛效果，减少术后患者阿片类药物应用。

（四）并发症

并发症同腹横肌平面阻滞。

第六节　超声引导腰方肌阻滞

一、概　述

超声引导下的腰方肌阻滞（quadratus lumborum block，QLB）是近几年新发展出的一种肌肉筋膜平面阻滞，它通过将局部麻醉药注射在腰方肌附近，阻滞途经此处的胸腰椎神经根所发出的支配腹壁肌肉及皮肤感觉的外周神经分支，从而达到降低腹部手术切皮时的应激反应，减轻腹部切口疼痛的作用。它于 2007 年由 Blanco 首次提出，目前应用于腹部、盆腔等手术的复合麻醉及术后镇痛。与传统躯干阻滞不同的是，腰方肌阻滞无法利用体表标志定位，也无法感受到穿刺时针尖落空感，只能在超声引导下进行。超声引导下穿刺技术同时具有实时监测穿刺针位置及观察药液扩散等优点，可极大的降低穿刺并发症，提高阻滞成功率。

二、解　剖　基　础

（一）局部解剖

腰方肌属于腹后壁肌群，位于脊柱两侧，其前内侧毗邻腰大肌、后方为竖脊肌群、后外侧覆盖有背阔肌、外侧与三层腹壁肌群相连，近端附着点位于第 12 肋骨中下缘内侧，在第 1-4 腰椎横突有小的肌肉分支附着点，远端止于髂嵴内侧唇及髂腰韧带（图 4-18）。

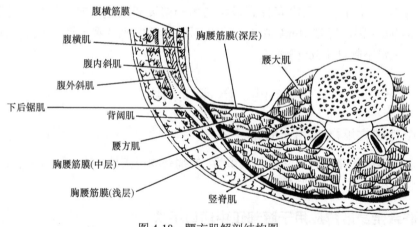

图 4-18　腰方肌解剖结构图

在腰方肌的表面覆盖着胸腰筋膜（thoracolumbar fascia，TLF），该筋膜属于深筋膜，上至枕骨，下至骶骨，分隔椎旁肌肉与胸腹壁肌肉及四肢的肢带肌。胸腰筋膜有两层结构，胸腰筋膜的前层为腰方肌与腰大肌之间的肌肉筋膜层，胸腰筋膜的后层覆盖在竖脊肌与背阔肌的背面。

（二）超声解剖及图像识别

根据探头进行扫查的位置的不同，腰方肌在超声图像上的声像图也表现各异。本书主要介绍旁正中横截切面和侧方腋后线"三叶草"切面两种常用切面的声像图特点。

1. 旁正中横切面　先将探头垂直于后正中线放置在 L_4 棘突上，探头 Mark 点向内，向目标侧移动探头，使棘突处于超声声像图的边缘，此时可见棘突、关节突、横突在超声声像图中构成形似三个台阶样的"三阶梯征"（图 4-19）。在横突的尖端可见腰方肌，将腰方肌置于位于超声图像正中避开横突后可见腰方肌的前方的腹膜及腹膜外脂肪层。个别消瘦者还可看见腹腔内蠕动的肠管影像，腰大肌位于腰方肌的内前方，竖脊肌群位于腰方肌的内后方，背阔肌覆盖在后外侧。在腰方肌外侧可见腹壁三层肌肉的腱膜汇聚于腰方肌与背阔肌之间，并向内侧延续与胸腰筋膜的中层连接。

2. 侧方腋后线"三叶草"切面　探头横向置于侧腹部腋后线，Mark 点位于背侧，从头端肋下缘至髂嵴扫查。将超声探头略微向后向尾侧倾斜，扫查 L_4 横突，腰方肌位于横突尖端，识别位于横突前方的腰大肌，后方的竖脊肌，由三块肌肉构成的此图像即为"三叶草征"（图 4-20）。构成三叶草的茎即是 L_4 的横突，腰大肌、腰方肌和竖脊肌三块肌肉声像构成三叶草的叶片。在腰大肌的内侧可见 L_4 椎体，在体型消瘦的人群中还可以看到位于椎体前方的腹主动脉，在腰方肌的前方可见随呼吸运动的后腹膜以及腹腔内蠕动的肠管。

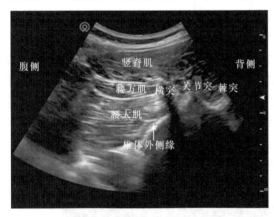

图 4-19　腰方肌"三阶梯征"

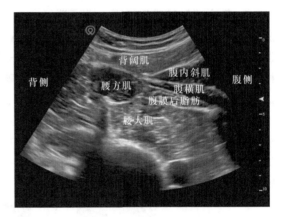

图 4-20　腰方肌"三叶草征"

三、操 作 方 法

（一）探头选择与体位

常用低频凸阵探头。对于小儿患者或行后路腰方肌阻滞可选用高频线阵探头。实施腰方肌阻滞常采用侧卧位。

（二）物品准备

带有低频探头的超声仪、无菌保护套、无菌耦合剂、神经阻滞托盘、装有局麻药的 20mL 注射器、长度为 100mm 的 22G 神经阻滞穿刺针、无菌手套、皮肤消毒剂等。

（三）操作方法

1. 旁正中横切面　常规消毒患者拟阻滞侧腰背部皮肤后，将用无菌保护套保护的探头横向放置在 L_4 的棘突上，向外侧移动探头寻找到腰方肌，当屏幕显示清楚腰方肌及其筋膜后固定探头（图 4-21）。进针点常选择离探头约 1cm 处，由外向内进针。穿刺前可先行局麻，保持穿刺针位于超声波束内,当针尖位于目标间隙回抽无血后可注入局麻药液,一边注射一边观察药液在腰方肌筋膜层的扩散,理想的药液扩散应当在腰方肌筋膜间扩散,而不是在肌肉内扩散。

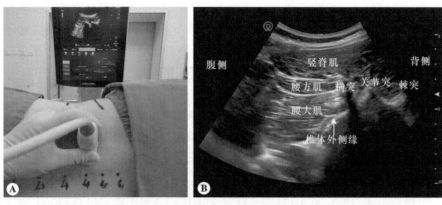

图 4-21　腰方肌阻滞旁正中横切面超声探头放置（A）与超声图（B）

　　2. 侧方"三叶草"切面　常规消毒患者拟阻滞侧腰背部皮肤后,将用无菌保护套保护的探头横向放置在腋后线近髂嵴处。先扫查 L_4 横突,当屏幕上显示出 L_4 横突后,固定探头,根据患者具体情况调整超声探查深度,以显示出腰大肌、腰方肌、竖脊肌以及位于腰大肌前方的椎体,然后向尾侧倾斜探头使超声波束向头侧扫描避开 L_4 横突,可以清晰显示腰方肌,同时识别前方的腰大肌,后方的竖脊肌（图 4-22）。也可先扫查腹横肌平面侧方入路的典型三层肌肉结构,再向后滑动探头,在腹横肌和腹内斜肌消失处找腰方肌（图 4-23）。进针点选择距探头内侧 1cm 处或远离探头内侧在棘突连线旁开 3cm 处进针,由后向前进针,保持穿刺针位于超声波束范围内,当针尖位于目标间隙回抽无血后可注入局麻药液,一边注射一边观察药液在腰方肌筋膜层的扩散。

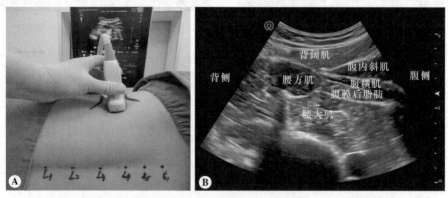

图 4-22　腰方肌阻滞侧方"三叶草"切面超声探头放置（A）与超声图（B）

（四）常用的腰方肌阻滞靶点

　　为了更好地理解腰方肌的阻滞靶点,我们首先应了解腰方肌周围的解剖层次,尤其是胸腰筋膜（TIF）。胸腰筋膜是包裹背部肌肉的腱膜及筋膜的融合,胸腰筋膜的前层（在两层模型中此层为腹横筋膜）分为两层。一层与胸腔内的胸内筋膜连续,另一层与弓形韧带处的横膈膜融合,这样的解剖结构对局部麻醉药物的扩散有着很大的影响。行腰方肌阻滞时局部麻醉药液在腰方肌不同部位扩散，所表现出的阻滞平面范围有所不同。

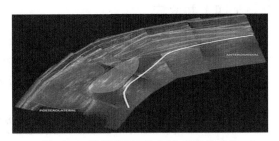

图 4-23　腹横肌平面与腰方肌宽景成像

1. 腰方肌外侧入路（QLB1）　靶点区域位于腰方肌的前外侧与三层腹壁肌肉腱膜的交汇处（图 4-24A），胸腰筋膜深层（在胸腰筋膜两层模型中此筋膜为腹横筋膜），在此靶点注射可阻滞肋间神经、髂腹下神经、髂腹股沟神经，有文献报道该入路的腰方肌阻滞范围可达 $T_7 \sim L_1$。

2. 腰方肌后方入路（QLB2）　靶点区域位于腰方肌后侧，背阔肌深前方（图 4-24B）；胸腰筋膜中层与浅层（在胸腰筋膜两层模型中为前层和后层）相延续处。在该区域注射可使局麻药液更可靠的向头侧扩散，阻滞范围为 $T_7 \sim L_1$。

3. 腰方肌前方入路（QLB3）　靶点区域位于腰方肌前内侧与腰大肌之间（图 4-24C）；胸腰筋膜深层后方（在胸腰筋膜两层模型中，该注射靶点位于腰方肌肌筋膜与腰大肌筋膜之间的肌间隙里）。有文献报道在该入路的行阻滞，局麻药液可顺腰大肌筋膜扩散至腰大肌前方，从而阻滞腰丛神经，故该入路阻滞范围可达 $T_{10} \sim L_4$，若在肋缘下方行 QLB3 靶点阻滞范围可达 $T_6 \sim L_2$。

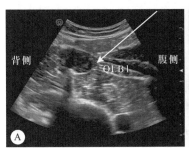
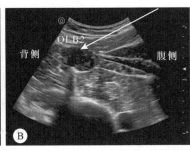
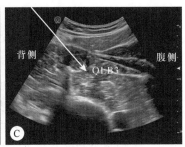

图 4-24　腰方肌阻滞三种常见入路

A. 外侧入路；B. 后方入路；C. 前方入路

箭头所示为进针路径

四、临 床 应 用

（一）作为独立麻醉应用于腹壁手术

选择合适的穿刺入路联合局麻或少量镇静、镇痛药物可满足一些短小的手术需求，如腹股沟疝修补术、腹壁肿物切除术等。

（二）联合全身麻醉应用于腹部手术

腰方肌阻滞联合全身麻醉可以显著减少术中、术后使用阿片类药物的总量，促进患者恢复，缩短住院天数。

（三）术后镇痛

术前或术毕应用腰方肌阻滞均能产生良好的术后镇痛效果，减少术后患者阿片类药物应用，相对于 TAP 阻滞腰方肌还可提供一定的内脏神经镇痛效果使术后镇痛效果更佳。

（四）并发症

超声引导腰方肌阻滞并发症发生率较低，主要包括感染、血肿形成、局麻药毒性反应（剂量过大或误入血管）、穿入腹腔、损伤腹腔内脏器等。在超声引导下进行穿刺路径选择和优化能避免穿刺针进入腹腔内从而导致损伤腹腔内脏器，神经损伤极其少见。

第七节   超声引导髂腹下/髂腹股沟神经阻滞

一、概   述

腹股沟区和腹下区的肌肉和皮肤运动和感觉主要是受髂腹下神经和髂腹股沟神经支配，行成人局麻腹股沟疝无张力修补术时，阻滞这两条神经可以极大地减轻术中的疼痛感，降低局麻药物用量。但由于缺乏明确的体表标志，在盲穿法中想要完美地阻滞髂腹下/髂腹股沟神经需要极好的运气以及大容量的局麻药物。在超声下不但可以明确显示出这两条神经，还可发现伴行在神经附近的旋髂深动脉，避免穿刺时误伤该动脉。

二、解剖基础

（一）局部解剖

髂腹下神经起自 T_{12}、L_1 神经根，自腰大肌外缘浅出，经肾脏后方和腰方肌前面行向外下，在髂嵴上方分为外侧皮支和前皮支两支。外侧皮支在髂嵴上方穿出腹内斜肌和腹外斜肌进入皮下，支配臀部外侧皮肤，前皮支在腹横肌平面内行走，在腹股沟管浅环上方穿腹外斜肌腱膜至皮下，支配腹股沟区及腹下区的皮肤感觉。

髂腹股沟神经起自 L_1 神经根，出腰大肌外侧缘后，在腹壁肌间与髂腹下神经前侧皮支在腹横肌平面内伴行并向前内方行走，直至髂腹股沟神经在髂前上棘内下方穿过腹内斜肌后沿精索（男性，女性为圆韧带）浅面前行，终支自腹股沟管浅环外出，分布于腹股沟部和阴囊或大阴唇皮肤（图4-25）。

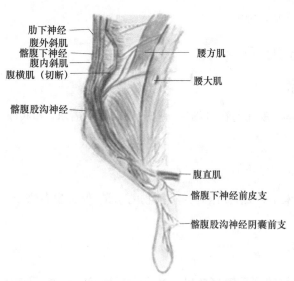

图4-25   髂腹股沟/髂腹下神经解剖图

肋下神经
腹外斜肌
髂腹下神经
腹内斜肌
腹横肌（切断）
髂腹股沟神经
腰方肌
腰大肌
腹直肌
髂腹下神经前皮支
髂腹股沟神经阴囊前支

（二）超声解剖及图像识别

探查髂腹股沟/髂腹下神经一般采用先扫查到腹壁的三层肌肉结构（腹外斜肌、腹内斜肌和腹横肌）的经典声像图，然后向髂前上棘的内下方移动，寻找位于腹内斜肌与腹横肌之间呈低回声卵圆形或点状高回声的髂腹下神经和髂腹股沟神经，常可见有细小的动脉与之伴行，继续向腹股沟方向移动探头观察目标的连续性。一般而言髂腹股沟神经更靠近髂嵴，而髂腹下神经在髂腹股沟神经的内侧伴行，二者相距约 10mm 左右。

三、操作方法

（一）探头选择

行髂腹股沟/髂腹下神经阻滞一般选用高频线阵探头（8～14MHz）。

（二）物品准备

线阵探头超声仪、无菌保护套、无菌耦合剂、神经阻滞托盘、装有局麻药的 20mL 注射器、长度为 50mm 或 100mm 的 22G 神经阻滞穿刺针、周围神经刺激器、无菌手套、皮肤消毒剂等。

（三）操作方法

操作前核对患者，吸氧、监护和镇静（常用咪达唑仑 1～2mg 或芬太尼 25～50μg 或舒芬太尼 2.5～5μg 或右美托咪定 0.5μg/kg 泵注）。嘱患者仰卧位，消毒髂前上棘至腹股沟区域皮肤。常采用神经短轴切面探查，一般选在髂前上棘偏内侧处将探头与身体纵轴垂直放置。在识别出腹壁的三层肌肉即腹外斜肌、腹内斜肌和腹横肌（图 4-26），在髂前上棘平面髂腹股沟/髂腹下神经位于腹内斜肌与腹横肌之间，若在此处未探及目标神经，可将探头沿髂嵴向下向内移动扫查，必要时可以使用彩色多普勒模式帮助辨认伴行于神经附近的旋髂深动脉。

当扫查到目标神经固定探头后，进针点选在探头内侧距探头约 1cm 处，采用由内向外的平面内技术穿刺可以避免穿刺针误入腹腔以及避开髂嵴的阻挡，利于调控进针角度和方向。当超声显示针尖到达目标平面内回抽无血无气后，可注入 1～2mL 局麻药液，观察药液扩散情况，若药液在肌肉内扩散，则需进针或者退回调整针尖位置，尽可能使药液在两条神经之间扩散。

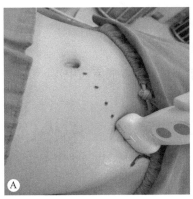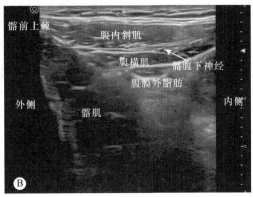

图 4-26　髂腹下神经阻滞超声探头放置（A）与超声图（B）

（四）技术要点

1. 由于髂腹股沟神经/髂腹下神经距离髂嵴较近，在使用超声扫查时应使髂嵴显示于图像的一侧作为骨性标志。

2. 神经浅层覆盖有筋膜，若穿刺时为清楚显示穿刺针使穿刺角度过小可能导致穿刺针在筋膜上方滑动，难以穿透筋膜（尤其是采用短斜面针时），此时应稍稍增大穿刺角度使穿刺针尖突破筋膜后再注射局麻药物，以保证阻滞效果。

3. 肥胖患者若高频探头难以探清深部肌肉组织时也可选用凸阵低频探头，但低频探头可能难以清楚显示神经以及穿刺针尖，可通过在穿刺过程中注射少量（1～2mL）药液的"水定位"方式确定针尖位置，将局麻药液注射至目标神经所在肌肉间隙，也可使药液扩散至目标神经附近达到阻滞目的。

4. 由于腹横肌较薄，在操作时应非常小心，避免穿刺针误入腹腔损伤肠管。

（五）局麻药及其用量

可选用 1%～2%利多卡因 2～3mL，进行穿刺点的局麻。神经阻滞常用 0.5%罗哌卡因 5～10mL。若采用神经阻滞实施术后镇痛或超前镇痛，宜选用 0.1%～0.2%的罗哌卡因。小儿患者可采用 0.1%～0.2%的罗哌卡因 0.75mL/kg 行单侧阻滞。

四、临床应用

（一）适应证

髂腹股沟/髂腹下神经阻滞主要应用于腹股沟手术的麻醉以及镇痛，也可用于腹股沟疝气手术后慢性疼痛的诊断治疗。

（二）禁忌证

髂腹股沟/髂腹下神经阻滞的绝对禁忌证有：存在髂腹股沟/髂腹下神经损伤、严重凝血功能障碍、血小板≤50×10⁹/L、穿刺部位感染、局麻药物过敏、患者拒绝。

相对禁忌证为：凝血功能轻度异常、正在抗凝治疗，具有相对禁忌证的患者在选择该麻醉方式时应充分地权衡利弊。

（三）并发症

髂腹股沟/髂腹下神经阻滞的主要并发症有：穿刺部位血肿、局麻药中毒、穿刺部位感染，罕见并发症有意料外的股神经阻滞。

（柴　彬　任普圣　赵　漾）

第五章　超声下的容量评估与血管穿刺置管

随着围术期医学的发展，超声在围术期的应用日益广泛，超声引导下的血管和容量评估、血管穿刺置管等可视化技术已经逐步成为麻醉学科工作的重要内容。超声下的容量评估是围术期目标导向液体疗法（goal-directed fluid therapy）的主要方法，也是避免围术期容量不足和容量超负荷带来相关并发症的重要保证。超声引导下的血管评估和穿刺可以准确判断穿刺适应证，并减少穿刺相关并发症，提高穿刺成功率。

二维码 5-1
本章图片

第一节　超声在容量反应性评估中的应用

一、概　述

血容量是患者诊疗过程中的重要依据，也是评估治疗效果的重要参数之一。传统上，临床常用的血容量评估参数包括中心静脉压（central venous pressure，CVP），肺动脉楔压（pulmonary arterial wedge pressure，PAWP）等。但研究已证实上述参数与左室舒张末容积并无明确相关性，也不能准确预测容量复苏的效果。脉搏轮廓温度稀释连续心输出量检测（pulse contour cardiac output，PICCO）能获得较多相关参数，但由于上述指标获得需侵入性操作，且目前相关器材较为昂贵，并发症、禁忌证相对较多，在临床的应用受到一定的限制。超声评估容量反应性的指标包括：下腔静脉呼吸变异度、主动脉根部峰流速变异、每搏变异率等。其中，在剑突下使用超声测量下腔静脉直径及其随呼吸的改变程度对于容量的判断临床使用较高。下腔静脉直径（inferior vena cava diameter，IVCD）及下腔静脉塌陷指数（inferior vena cava collapsibility index，IVCCI）可用于床旁、无创、可重复操作、易获取实时数据、简便，在评估血容量的同时还避免了相关并发症的发生等优点，近年来在临床上备受青睐。

二、解　剖　基　础

下腔静脉（inferior vena cava，IVC）由左右髂总静脉在第 4、5 腰椎水平汇合而成，沿脊柱右前方和腹主动脉右侧上行。在膈肌和右心房之间，下腔静脉有很短的胸腔内段。

下腔静脉是容量血管，顺应性较好。下腔静脉不存在瓣膜，极易出现扩张，而且管径大小会因为血容量的变化而发生一定程度的改变，与右心房压、血容量密切相关，其内径并随呼吸运动而改变。自主呼吸时吸气相胸膜腔内压降低，下腔静脉回流至右心房的血量增多，管内血量减少，腔静脉直径变小，并在吸气末达到最小，即下腔静脉最小直径（IVCD$_{min}$）。呼气时胸膜腔内压增高，下腔静脉回流至右心房血量减少，管内血量增多，腔静脉直径变大，并在呼气末达到最大，即下腔静脉最大直径（IVCD$_{max}$）。正压通气的患者，下腔静脉的变化则与上述相反，吸气时下腔静脉直径增大。下腔静脉塌陷指数（inferior vena cava collapsibility index，IVCCI），又称下腔静脉呼吸变异性，能反映出因呼吸出现的胸腔内压力周期性改变导致的下腔静脉直径变化程度，在血管内容量不充足时，下腔静脉内径随呼吸变化显著，下腔静脉塌陷指数增大。在血管内容量充足时，下腔静脉内径随呼吸变化较小，下腔静脉塌陷指数降低。

$$IVCCI=（IVCD_{max}-IVCD_{min}）/IVCD_{max}×100\%$$

三、操作方法与图像识别

（一）测量前准备

患者取仰卧位，自然放松，平静呼吸 5min。选用凸阵探头或相控阵探头，设置为心脏或腹部检查模式。

（二）操作方法

剑突下心脏声窗 剑突下在下腔静脉与右心房交界点显示下腔静脉长轴切面更具可靠性和一致性。探头置于剑突下，方向标志朝向患者头侧（图 5-1A），操控探头显示肝静脉汇入下腔静脉，下腔静脉汇入右心房，获得标准切面（图 5-1B）。按 FREEZE 键（或再按 SAVE 键，存图后测量），二维模式下，在离下腔静脉-右心房交接处约 2cm 测量下腔静脉最大直径（图 5-2A）。下腔静脉呼吸变异性测量与计算：在标准二维超声切面基础上，选择 M 模式，采样线置于离下腔静脉汇入右心房处约 2cm 的位置，获得下腔静脉直径随呼吸变化的运动图像，按 FREEZE 键，分别测量下腔静脉的最大直径和最小直径，并通过公式计算下腔静脉呼吸变异性或下腔静脉塌陷指数（图 5-2B）。为了确保一致性，在每个患者中进行三次扫描采图。任意两个图像之间的 $IVCD_{max}$ 测量值的差别不应超过 0.2cm，且为保证测量结果的可靠性，整个 IVC 扫描过程应控制在 10min 内。

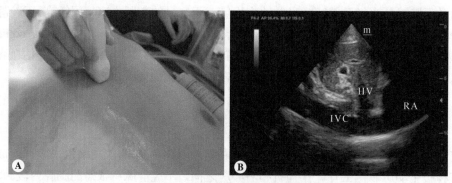

图 5-1 下腔静脉剑突下切面图

A. 下腔静脉剑突下切面探头位置图；B. 下腔静脉剑突下切面图

（三）临床应用

目前认为 IVCD<2.1cm 伴 IVCCI>50%，此时 CVP 为 0～5mmHg；IVCD>2.1cm 伴 IVCCI<50%，此时 CVP 为 10～20mmHg；对自主呼吸急性循环衰竭的患者，目前较普遍认为，IVCCI 为 40%时评价容量较好的阈值，当 IVCCI≥40%时，可能存在容量不足，应积极给予液体复

苏治疗；当 IVCCI<40%，在补液时需警惕容量超负荷。

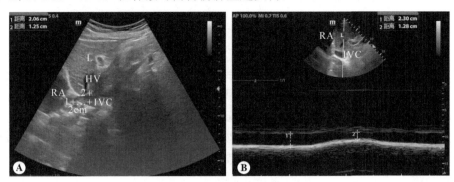

图 5-2　下腔静脉测量图

A. 下腔静脉直径测量图；B. 下腔静脉直径变异度测量图

IVC. 下腔静脉；HV. 肝静脉；RA. 右心房；L. 肝

　　下腔静脉呼吸变异性因受手术及无菌条件的限制，术中监测容量反应性受到制约。危重患者术中可以通过经食道超声心动图评估容量和容量反应性。然而，经食道超声心动图需要特制探头，且不便保存管理，未得到普及应用。有研究显示颈内静脉直径呼吸变异性也能评估容量和容量反应性，且便于术中应用，可作为术中容量监测与管理的选择。

第二节　超声引导血管穿刺置管

一、概　　述

　　超声是目前用于评估血管情况的首选影像学方法，其既可以显示血管的解剖结构，也可以显示血管内血流动力学信息。利用超声引导血管穿刺，可以在穿刺前评估血管状况，如充盈情况、有无血栓、解剖变异等。超声引导下定位或操作，可以明显提高首次穿刺成功率，减少穿刺置管并发症，在临床上得到广泛应用。

二、超声下动静脉的区别

　　进行血管穿刺置管时，首先要区分动静脉，明确其位置关系，才能提高穿刺成功率和减少并发症。除了解剖特征和感觉触摸外，超声下动静脉识别显得更为直观，但也要注意区分动静脉（表 5-1）。浅表的血管可以靠施压进行快速评估区别，深部血管可以通过彩色多普勒和频谱多普勒进行区别。彩色多普勒模式下，血流流向探头显示红色，远离探头显示蓝色，结合探头朝向与解剖关系可以进行鉴别。频谱多普勒模式下，动脉为高速血流，声音较响，

表 5-1　超声下动脉与静脉的区别

	动脉	静脉
形状	圆形	形状多变，椭圆、扁平
可压缩性	轻加压不能被压缩	略加压即可被压闭
血管壁	较厚，可有高回声内膜线	较薄
搏动	有	无
彩色多普勒	搏动性彩色信号	连续性彩色信号
频谱多普勒	相对高速窄频三相血流频谱	相对低速连续性单向信号

频谱波形尖锐，静脉为低速血流，声音低钝，频谱波形缓和。

三、超声引导下深静脉穿刺

在目前临床麻醉实践中，深静脉穿刺和直接动脉压监测越来越多。既往，麻醉医生多根据体表标志和自身经验进行操作，具有一定的盲目性，穿刺失败率较高和穿刺并发症较多，对于肥胖、婴幼儿、本身解剖变异、血流动力学不稳定患者，穿刺失败率和并发症发生率更高。超声引导下进行血管穿刺能够缩短穿刺时间，减少穿刺次数，降低穿刺相关并发症的发生率等。超声引导下的深静脉穿刺包括颈内静脉穿刺、锁骨下静脉穿刺、股静脉穿刺等，下面以颈内静脉穿刺进行介绍。

（一）解剖基础

颈内静脉是颈部最大的静脉干，与颈内动脉和颈总动脉伴行，常在颈动脉外侧或前方。但颈内静脉随解剖变异和头部位置的变化，与动脉的位置关系也不同。在胸锁关节后方颈内静脉与锁骨下静脉汇合成无名静脉，左、右无名静脉再汇合成上腔静脉。胸导管常于左侧颈内静脉与锁骨下静脉夹角处汇入，为避免胸导管损伤引起的乳糜漏或乳糜胸，穿刺时尽量避免左侧穿刺。颈内静脉穿刺时，穿刺点常选择胸锁乳突肌三角内进行，颈内静脉到达此三角形顶部时位置表浅。其三角由锁骨作为底边、胸锁乳突肌胸骨头外侧缘和锁骨头内侧缘构成。

（二）操作方法

患者仰卧位，右侧颈内静脉穿刺，头部朝向左侧。选择高频线阵探头，由内向外进行颈部组织结构扫查，依次可见气管环、甲状腺、颈动脉，轻抬探头可见颈内静脉，根据超声图像质量调节增益、深度、焦点等。确定颈内静脉位置，颈内静脉常位于颈动脉外上方，胸锁乳突肌下方，随施压程度不同，性状多变，并可以完全压闭（图 5-3）。上下移动探头，明确颈内静脉充盈和通畅情况，有无解剖异常，有无附壁血栓等。确认血管位置、内径、走行、与周围组织的关系，特别是与动脉的位置关系。确定最佳穿刺切面，测量皮肤距血管腔中点的距离，定位穿刺点与穿刺方向，估测进针深度与角度。

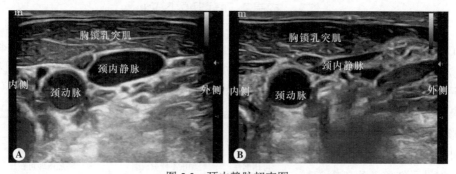

图 5-3　颈内静脉超声图

A. 轻提超声探头颈内静脉图像；B. 轻压超声探头颈内静脉图像

对穿刺部位进行严格消毒、铺巾。可以在前面定位点进行穿刺，若定位穿刺失败，可行超声引导穿刺，也可直接进行超声引导下穿刺。超声引导穿刺时，探头涂抹耦合剂后用无菌护套包裹。操作者左手持无菌探头，在探头和皮肤之间可以涂抹无菌耦合剂，或直接用无菌生理盐水湿润探头与皮肤结合部。

1. 短轴平面外穿刺（横截面）　探头横向放置于颈部穿刺处，获取颈内静脉的横切面图像，并将颈内静脉的图像移动到图像中央。右手持穿刺针，在靠近超声探头中间的地方向皮肤施压，确定皮肤加压处与静脉间的位置关系。最佳进针点应在静脉正上方，穿刺进针，并注意进针方向。采用平面外技术（如倾斜探头法）追踪针尖显影，持针手对针管保持负压，当穿刺针尖显示进入静脉，且回抽有血时证明穿刺成功（图 5-4）。固定穿刺针位置，把探头放置在一旁，进行置管等后续操作，置管后可以采用超声确认导管位置。此法在血管穿刺中最为常用，可以同时显示动脉、静脉，图像容易识别。

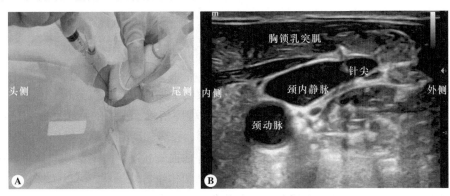

图 5-4　颈内静脉穿刺探头放置图（A）及针尖显影图（B）

2. 长轴平面内穿刺（纵切面）　先将探头横向放置颈部，获得颈内静脉横切面图像置于屏幕中央，再把探头旋转 90°（标识点朝向操作者）即可获得纵切面图像。细微调节探头，获得最佳切面，显示最宽的静脉直径。固定探头位置，采用平面内穿刺技术进针。针头在实时成像下穿刺至静脉前壁，用一个短小快速的动作来穿刺静脉前壁，避免穿入静脉后壁。此法可显示整个针体，并显示进针过程，但有时看见针进入血管后，回抽并无血液，可能是针从血管旁穿过所致。穿刺置管完成后，使用超声确认导管位置，并观察穿刺局部有无渗血、血肿，观察有无血胸、气胸等并发症，标注穿刺时间。

（三）临床应用

深静脉穿刺置管可用于中心静脉压、肺动脉压等监测；用于补液、肠外营养、使用血管活性药物（如去甲肾上腺素）；外周静脉建立困难时静脉通路的选择；血液透析、血浆置换术等。超声引导下的穿刺置管可以常规应用于这些穿刺技术，以提高穿刺成功率，减少穿刺次数，避免或减少穿刺并发症的发生。

（四）其他部位穿刺

1. 超声引导锁骨下静脉穿刺　锁骨下静脉起自腋静脉，跨第一肋骨上方，经锁骨中段的后方，在胸锁关节后方与颈内静脉汇合入无名静脉。锁骨下静脉在锁骨后方与锁骨下动脉伴行，锁骨下静脉在前，锁骨下动脉在后。

穿刺过程与颈内静脉穿刺相似，将探头纵向置于锁骨下中点，标志点朝向患者右肩，由内向外扫描，标准切面可见锁骨下静脉、锁骨下动脉、有时可见胸膜滑动征。使用彩色多普勒和频谱多普勒鉴别动静脉，采用平面外或平面内穿刺技术进行穿刺。

2. 超声引导股静脉穿刺 股静脉是髂外静脉的延续。临床上寻找股静脉时应以搏动的股动脉为标志。在腹股沟韧带水平，股静脉在股动脉的内侧。在腹股沟处走向远端时，股静脉转到股动脉的后方，继续下行，在肌腱裂孔延续为腘静脉。

穿刺过程与颈内静脉穿刺相似。患者平卧位，大腿略外展。超声探头横向放置于大腿，大致平行于腹股沟韧带，在腹股沟下扫描，在大腿中内侧位置，可见典型血管影。此处动脉为圆形厚壁影，可见搏动；股静脉往往边界不清，形状不规则，位于动脉内侧或后侧，探头施压时可闭合。此处穿刺多选短轴平面外穿刺技术进针，穿刺前仔细评估有无深静脉血栓形成。

四、超声引导下动脉穿刺

动脉穿刺置管常用于围术期有创血压监测，以及便于采血进行血气分析。传统穿刺方法依赖于患者解剖标志和医生的感觉触摸，穿刺成功很大程度依赖于医生的临床经验和患者的血管状况。当遇解剖变异，血管状况改变，如血肿、痉挛、心房颤动心律等，操作难度增加，穿刺成功率下降。超声引导下的动脉穿刺置管可以直接评估血管状况，提高穿刺成功率，减少穿刺次数及穿刺引起的其他并发症。超声引导的动脉穿刺和传统方法一样，可以选择桡动脉、肱动脉、足背动脉、股动脉等，下面以桡动脉穿刺为例进行介绍。

（一）解剖基础

桡动脉先经肱桡肌与旋前圆肌之间，继而在肱桡肌腱与桡侧腕屈肌腱之间下行，绕桡骨茎突至手背，穿第一掌骨间隙到手掌，与尺动脉掌深支吻合构成掌深弓。桡动脉下段仅被皮肤和筋膜遮盖，位置表浅，便于穿刺。

（二）操作方法

1. 药品与器材 超声仪、高频线阵探头、耦合剂、穿刺针、消毒液、压传感器等。

2. 患者准备 镇静，患者仰卧位，穿刺侧手臂完全伸展，置于手臂板上。腕关节可垫一小卷，保持腕关节轻度背屈，但要避免过度伸展，以防血管闭塞。可用胶带固定，保持手掌掌心朝上。

3. 穿刺步骤

（1）将超声仪面向放置于操作者前方，将探头均匀涂抹耦合剂后，横向放置于手腕部，调节图像质量与深度。

（2）通过横切面扫查，识别与评估桡动脉，然后探头旋转 90°纵切面扫查。由于桡动脉非常表浅，周围有肌腱，可能存在假象，动脉周围经常有一或两根静脉并行，向探头稍加压力可以使搏动更加明显，并可以使静脉闭合。彩色多普勒可显示血流信号，确定血管。但当超声声束完全垂直于血流方向时，彩色多普勒在血管区可无血流信号显示，此时倾斜探头可以显示出血流信号。

（3）对穿刺部位进行严格消毒、铺巾。探头涂抹耦合剂后用无菌护套包裹，并在包裹的超声探头和皮肤之间涂抹无菌耦合剂或用生理盐水湿润。

（4）再次确认穿刺点，用利多卡因做一皮丘进行局部麻醉，局麻时避免穿刺过深，刺破血管。

（5）短轴平面外穿刺首先获取桡动脉的横切面图像，并将桡动脉的图像移至图像中央。采用平面外技术追踪针尖位置。当针尖接近动脉前壁时，为避免穿透整动脉后壁和动脉滑脱，采用一个短小快速的动作突破动脉前壁。此时可见血液自动流出至穿刺针针蒂，表示针已进入动脉，再进针约 2mm，使外套管进入动脉内，固定穿刺针位置，将探头放置在旁边，另一手将套管捻转推入动脉内。

（6）长轴平面内穿刺的操作方法为先将桡动脉的横切面图像置于屏幕中央，再把探头旋转 90°获得纵切图像。穿刺过程同颈内静脉平面内穿刺。

（7）拔出内针，连接压力传感器，排气，校零，测压。

（8）穿刺动脉时有突破感，且有少量血液入针蒂，但血流不畅，此时穿刺针可能偏向一侧或已穿透动脉血管后壁。遇到这种情况，可拔出内针，接上注射器并缓慢后退套管，当血液喷出时，保持导管与血管方向一致，捻转推进导管，若仍不成功，则需要重新穿刺。

（三）临床应用

超声引导动脉穿刺置管可用于连续性血流动力学指标监测，血液取样进行血液检测，治疗性动脉栓塞术，介入手术动脉穿刺置管，靶器官化疗给药等。

（王　丹　黄　三）

第六章 超声在气道评估与管理中的应用

超声具有快捷、便携、可重复、安全无辐射、实时动态观察等优点。近年来，超声在麻醉科的临床应用得到不断延伸，包括超声引导动静脉穿刺置管、区域阻滞麻醉、气道管理等方面。气道评估与管理是麻醉、急诊医学和重症监护等工作中的重要组成部分。既往气道评估主要依赖于面部特征与解剖特征，准确性不高。超声可以提供更为准确的气道评估，为人工气道的建立提供参考与辅助，包括困难气道评估、气管导管型号的选择、气管导管定位、引导环甲膜穿刺等。

二维码 6-1
本章图片

一、解剖基础

呼吸道由鼻、咽、喉、气管和各级支气管组成，鼻、咽、喉为上呼吸道，气道超声重点在喉区（图 6-1）。喉由软骨和喉肌构成，喉软骨由甲状软骨、环状软骨、会厌软骨和成对的杓状软骨等构成，外群喉肌为环甲肌。喉的上界是会厌上缘，下界达环状软骨下缘，成年人在第 3～6 颈椎之间。喉的前方是皮肤、颈筋膜、舌骨下肌群，后为咽，两侧是血管、神经和甲状腺侧叶。

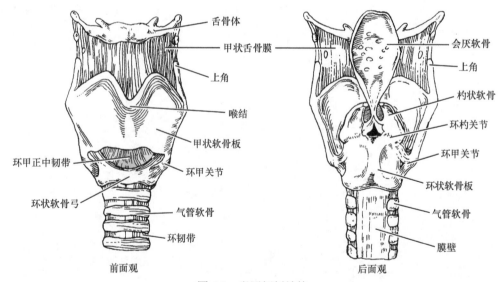

图 6-1 喉区解剖结构

喉部的支撑结构（如舌骨、甲状软骨、环状软骨、气管等）位置相对表浅，与相邻组织及空气的声阻抗不同，超声下可获得清晰的图像，有助于气道解剖结构的定位。甲状软骨和环状软骨在气道超声中是最重要的解剖结构，在超声下可以清晰显示，可以作为喉上神经、环甲膜等阻滞或穿刺的解剖定位标志。

二、操作方法与图像识别

（一）操作前准备

患者仰卧位，头后仰，呈嗅花位，充分暴露颈部。颈部组织结构表浅，通常选择高频线阵探头，部分肥胖患者，颈粗短，可选择低频凸阵探头。检查部位可选择甲状腺、肌骨、神经、浅表部位等。

（二）操作方法

根据检查部位和检查目的不同采用不同超声扫描方式。可沿颈部短轴横截面（水平位）上下扫查；或沿颈部长轴纵切面扫查，以旁矢状位（旁正中线）为主；或将探头置于舌骨下，扇形扫查口咽或口底部。根据不同需要进行不同扫查，或几种扫查方法相结合。

（三）检查部位与超声图像识别

1. 口咽部　探头横向置于下颌下，扇面扫查，以甲状舌骨膜为声窗，声束指向颅底，可观测舌、口底、舌骨和会厌等结构。舌根的宽度可以通过测量两侧舌动脉进入舌根最底部时的距离来获得（图 6-2）。舌根的厚度可以使用凸阵探头通过颏下矢状面扫查来获得，可以用于评估困难气道。舌骨横断面扫查时表现为表浅的高回声拱桥结构伴后方无回声区。喉上神经与喉上动脉伴行，经甲状舌骨膜横断面超声扫查时，探头紧靠甲状软骨上沿，由中间向外侧移动，通过查找喉上动脉寻找喉上神经，即"过拱桥，甲舌膜里寻喉上"。可以通过喉上神经阻滞进行清醒气管插管。

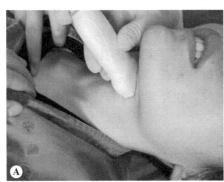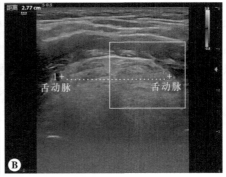

图 6-2　舌根宽度测量

2. 喉部　探头横向置于颈部前正中，上下移动探头，横断面扫查，甲状软骨呈倒 V 字形（或山峰样结构）的低回声结构，后方伴声影。向下移动探头，甲状软骨后方可见三角形的声带结构。靠头侧，位置比较固定的高回声三角形为假声带，真声带表现为低回声的三角形结构，深呼吸或发声可以帮助鉴别真假声带。几乎所有人都可以看到假声带，但不一定能看见真声带。探头继续向下移动，可见环甲膜。横断面时环甲膜表现为类弧形高亮影，后方伴声影（图 6-3）。矢状位扫查则表现为高回声带状结构连接低回声的甲状软骨和环状软骨（图 6-4）。环状软骨横轴位超声表现为马蹄形低回声伴高回声气体黏膜分界；矢状位表现为卵圆形低回声。

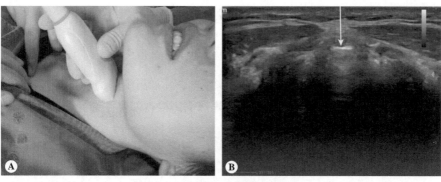

图 6-3　环甲膜超声横切面扫描

A. 探头放置图；B. 超声图

箭头所指高亮影为环甲膜

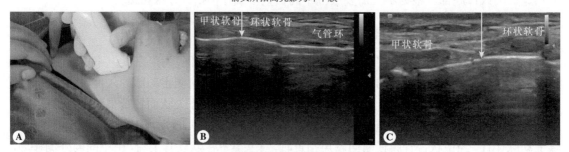

图 6-4　气管环及环甲膜超声纵切面扫描

A. 探头放置图；B. 超声图；C. 超声图

箭头所指高亮影为环甲膜

3. 气管　气管环位于环状软骨下方，在超声上呈现低回声结构，但与空气交界处的气管壁黏膜表现为典型的高回声 U 形结构。胸骨上窝，气管旁，可见比周围肌肉略高回声的甲状腺组织。胸骨上窝，气管后方、侧后方或左侧可见食管，做吞咽运动有助于辨别。纵切面扫查，气管软骨表现为低回声卵圆形影，与相邻气管软骨呈串珠样表现，伴气管前壁的高回声带（图 6-4）。

三、气道超声的临床应用

（一）困难气管插管评估

　　困难气道可以通过患者面部组织结构特征进行评估，如肥胖、颈粗短、张口度、甲颏距离等。但是，这些判断方法仍不能保证气道评估的准确性。超声对口咽部相关部位的检测可以作为气道评估的补充，提高了气道评估的准确性。超声测量颈前软组织厚度可用于肥胖患者的气道评估，其准确率高于喉镜暴露分级、甲颏距离、张口度等常用筛查方法。此外，超声测量舌体的宽度、舌根厚度、皮肤到舌骨的距离、甲状舌骨膜水平中线上皮肤到会厌的距离、皮肤到前联合的距离等指标，可预测直接喉镜暴露困难。如当舌根厚度＞6.1cm 时困难气道可能性增加；当舌根厚度与甲颏距离比值＞0.87 时预测困难气道的准确性更高。

（二）环甲膜定位穿刺

气道管理中，紧急情况下环甲膜穿刺是建立有效气道的一种常用方法。而通过体表标志物和触诊方法定位，尤其是患者较肥胖或有颈部肿物时，准确率不高。超声可以准确、快速地识别环甲膜，并可在超声实时引导下进行环甲膜穿刺。定位方法：将高频线阵探头横向放置或纵向放置，通过甲状软骨和环状软骨辅助定位，甲状软骨与环状软骨之间的区域即为环甲膜区域。

（三）辅助清醒插管

清醒气管插管时，为了减轻插管刺激反应，通常需要进行良好的气管内表面麻醉或（和）进行喉上神经阻滞。气管内表面麻醉常采用环甲膜穿刺注射局麻药（如 1%利多卡因 2～3mL），超声引导下的环甲膜穿刺如上所诉。喉上神经是迷走神经在结状神经节下缘发出的分支，下行约 2cm 左右到达舌骨大角平面处分为内外两支。内支和喉上动静脉伴行穿过甲状舌甲膜，分布于声门上区黏膜，传导该处黏膜的感觉，外支支配环甲肌的运动。阻滞喉上神经内侧支可以减少气管插管和环甲膜穿刺的相关反应。超声下通过扫查喉上动脉寻找喉上神经，在喉上动脉周围注射局部麻醉药，可以阻滞喉上神经（图 6-5）。

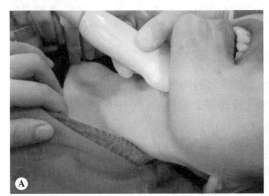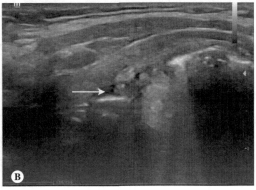

图 6-5　超声引导喉上神经探头放置图（A）与超声图（B）

箭头所指区域为喉上动脉、喉上神经区域

（四）辅助气管插管与定位

超声用于辅助选择合适的气管导管型号比传统方法更准确，尤其适用于儿童插管和双腔气管插管。通过超声测量气管最狭窄处横径和气管导管外径符合程度比传统经验公式好，并且可以减少再插管次数。胸科手术常需要双腔气管导管进行肺隔离。双腔管选择型号过大容易造成气管损伤，而型号过小容易造成气管导管位置不准确，导致肺隔离不完全或通气失败。超声定位气管插管：探头置于胸骨上窝水平，同时显示气道和食道的横切面，当气管导管进入气道内，可见气管后方的声影变窄（图 6-6）；当导管误入食道，食道被撑开，食管内气体高反应界面形成高亮回声带，后方伴声影。另外，将超声探头放在腋中线，观察两侧胸膜在通气时的运动，可以判定气管导管是否在气道内。该方法还可以判断气管导管在气管还是一侧主支气管内。主支气管内的表现为一侧胸膜滑动，而另一侧肺搏动。

（五）超声引导气管插管

将高频线阵探头横放于患者颈部甲状舌骨膜水平，向尾端移动探头直至看到患者声门及喉咽周围组织。然后助手将带导丝的气管导管从正中位插入患者口中，并沿患者舌面进入，保持其在正中矢状位，当气管导管进入声门时，超声显示声门扩张。缓慢拔出导丝，并将气管导管送入气管。该方法的优点是设备简单，张口度要求小。

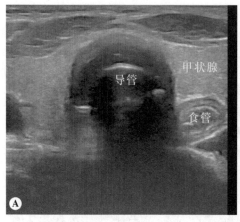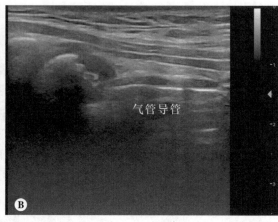

图 6-6　气管导管定位

（六）定位气管切开及经皮扩张气管造口术

在一些颈部肥胖或者甲状腺肿大患者，缺乏体表标志的情况下准确定位气管非常困难，而术前超声显像则对手术行气管切开和经皮扩张行气管切开非常适合，可预防对环状软骨和第一气管环的声门下损伤，及因不当切开部位和异常大血管所致的出血、气胸等。超声可以显示气管、气管前壁和气管前组织。在经皮扩张气管造口术中，超声可以准确定位放置气管套管的理想气管软骨间隙；通过测量皮肤和气管前壁之间的深度，可以确定到达气管管腔而不损伤气管后壁的穿刺深度，还可以确定气管切开套管的最佳长度。

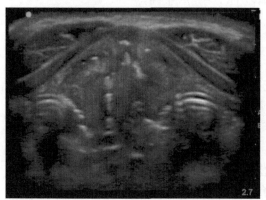

图 6-7　"蝴蝶征"

（七）定位喉罩位置

喉罩是一种常用的声门上气道管理工具，而良好的喉罩通气取决于喉罩对位的准确性。超声用于喉罩位置定位的优势在于可以不中断通气，使患者获得持续的通气。如果在喉罩内充入水囊，可以使其在超声下显影更清晰。通过侧面超声检查两侧是否对称，可以判定喉罩位置是否需要调整。在甲状软骨水平，超声下喉罩因空气影和两侧喉罩套囊的声影，图像类似蝴蝶，称"蝴蝶征"（图 6-7）。

（八）其他

超声还可用于预测拔管困难，特别是对于长期插管、喉头或气道水肿和声带受损等高危患者，拔管后易出现喘鸣或呼吸困难。通过扫查声带是否对称及活动是否对称可以评估声带功能，判断是否存在喉上神经或喉返神经损伤。此外，超声还可用于诊断气道狭窄、气道周围脓肿、气道异物等病变，以便预防与处理。

四、注 意 事 项

虽然超声技术具有许多优点，但超声用于气道管理也有其缺点，例如气道后壁显示不清、无法整体观察气道结构。此外，患者对气道的刺激非常敏感，气道组织结构表浅，超声检查时注意下压力度，并取得患者的配合，尽量减轻患者的不适。

（曾　思　陈吕富）

第七章 心脏超声

第一节 经胸心脏超声

二维码 7-1
本章图片

一、概　述

相对于计算机断层扫描（CT）、磁共振成像（MRI）、核素成像检查，经胸心脏超声（TTE）设备价格更经济，且无辐射危害，可安全运用于妊娠妇女、老年体弱患者。另外由于设备体积较小，操作便捷，经胸心脏超声可床旁实时快速检查，无须搬运转移患者，降低了搬运相关风险和不适，特别适用于危重病患者。与经食道心脏超声检查相比，不需要使用麻醉镇静药物，患者耐受度好，且无检查引起的相关并发症风险，适用范围更广。

近年来，随着医学的不断发展，各学科相互渗透，经胸心脏超声检查已不再局限于超声科医师用于超声诊断，它已经越来越受到不同学科临床医师的青睐。对于麻醉医师、急诊科医师、重症医师来说，经胸心脏彩超检查可以快速对急危重症患者进行排查，辅助疾病的诊断，促进医疗决策、治疗方案的制定，从而改善患者的预后。

经胸心脏超声运用 B 型超声（即二维模式），M 型超声，多普勒超声（主要为彩色多普勒、脉冲多普勒、连续多普勒）等多种技术对心脏进行检查，可以查看心脏各个腔室的大小、瓣膜结构和功能状态、心腔壁有无赘生物以及心肌收缩力状况、是否有异常的血流信号，与之连接的大血管以及心包腔是否有积液等。通过术中监测，可以发现患者容量状况和评估心肌收缩力。当血流动力学不稳定时，可以区分容量问题和心脏功能问题，从而指导术中或围术期液体治疗或改善心肌收缩力，以及指导血管活性药的使用。

心脏超声技术的掌握，不仅需要有一定的心脏解剖基本知识，较好的空间思维能力，而且还应该掌握标准切面的采集（通过参数调节、稳定手上动作得到最优化的图像质量）和图像判读与测量技能，以利于准确判断。

二、解剖基础

（一）心脏的位置、外形和毗邻

心脏形似倒置梨形或不规则圆锥体，斜位于胸腔中纵隔内。正常心的大小与本人拳头相似。心约 2/3 位于正中线左侧，1/3 位于正中线右侧。前方邻胸骨体和第 2~6 肋软骨和肋骨前端；后方平对第 5~8 胸椎和肋骨后端，与部分肺组织、气管下段、支气管起始部、食管、降主动脉等结构毗邻；两侧邻胸膜腔和肺；上方心底部连接出入心脏的大血管；下方邻膈，略呈水平位（图 7-1）。心脏长轴自右肩斜向左肋下区，与身体正中线构成 45°。由于心脏的前方和两侧大部分被肺和纵隔胸膜覆盖，只有靠近胸骨和第 3~6 肋软骨的部分不被覆盖（约 5cm），称为心脏裸区，是经胸超声心动图检查和进行心包、心腔穿刺的最常用部位。心脏在胸腔的位置受体型、姿势、呼吸等因素影响。

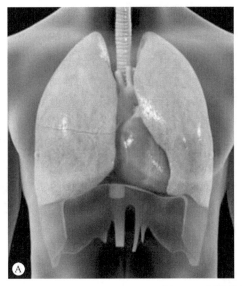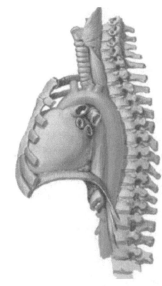

图 7-1 心脏的位置和毗邻

A. 正面观；B. 侧面观

（二）心脏瓣膜及血流

分清各瓣膜的体表投影，上下、左右、前后位置关系非常重要，不仅对图像的识别有帮助，而且可以指导操作者更快速地扫查到目标切面。正常情况下，肺动脉瓣在前上方（前瓣、左瓣、右瓣），主动脉瓣居中（左冠瓣、右冠瓣、无冠瓣），二尖瓣（前瓣、后瓣）和三尖瓣（前瓣、后瓣、隔瓣）位于后下方，且三尖瓣比二尖瓣位置略低（图 7-2）。各瓣膜借纤维性支架相互联系在一起，共同保证血液的单向流动，其中任何一部分结构损伤，将导致血流动力学上的改变。

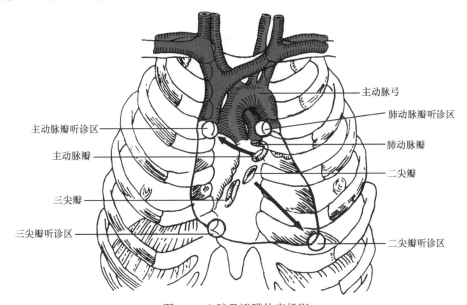

图 7-2 心脏及瓣膜体表投影

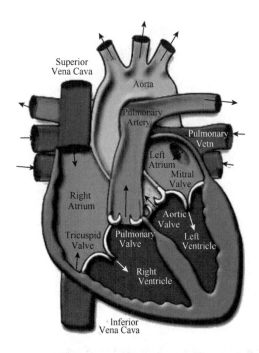

图 7-3　心脏内部结构及血流

Superior Vena Cava. 上腔静脉；Inferior Vena Cava. 下腔静脉；Right Atrium. 右心房；Tricuspid Valve. 三尖瓣；Right Ventricle. 右心室；Pulmonary Valve. 肺动脉瓣；Pulmonary Artery. 肺动脉；Pulmonary Vein. 肺静脉；Left Atrium. 左心房；Mitral Valve. 二尖瓣；Left Ventricle. 左心室；Aortic Valve. 主动脉瓣；Aorta. 主动脉

上下腔静脉分别收集上半身、下半身回流的静脉血后注入右心房，与绝大部分回流至右心房的冠状静脉血一起，于舒张期经三尖瓣流入右心室，再通过右心室收缩，入肺动脉及其分支，于肺泡间隔进行气体交换，静脉血变成含氧丰富的动脉血。动脉血经左、右肺静脉汇入左心房，再通过左心室舒张的负压吸引及心房收缩作用，经二尖瓣流入左心室，最后通过左心室的收缩，将动脉血泵入体循环供应全身（图 7-3）。若该路径上出现异常通路或其他血流信号，则提示有心血管病变。

三、经胸心脏超声的五个基本切面

（一）心脏超声图像基本概念

1. 声窗　经胸心脏超声声窗指超声探头放置于被检者身上的解剖部位，常用声窗包括胸骨旁、心尖、剑突下、胸骨上窝等（图 7-4）。

2. 平面　包括矢状面、横断面、冠状面。心脏矢状面即心脏长轴切面，由左心室心尖到心底主动脉瓣垂直对切心脏；心脏横断面即心脏短轴切面，与长轴垂直（图 7-5）；心脏冠状面即心脏四腔心切面，由心尖到心底，对切二尖瓣和三尖瓣。

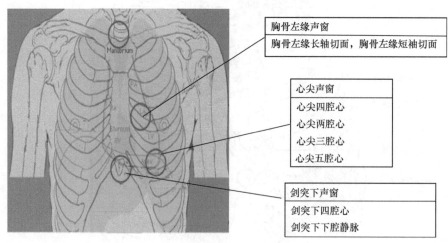

图 7-4　声窗及切面示意图

3. 切面　声窗和平面相结合产生切面。每个声窗内探头沿不同的平面运动可以得到很多不同的切面，但临床上我们经常只需掌握每个声窗的主要切面。通过胸骨左缘、心尖、剑突下

3 个声窗，调节探头可以获得 12 个标准切面，其中有 5 个切面为床旁即时心脏彩超的核心切面。对于初学者而言，5 个核心切面的掌握是最基本的，可以用于解答绝大部分临床相关的问题，包括胸骨左缘长轴切面、胸骨旁短轴心室中断水平（乳头肌平面）、心尖四腔心切面、剑突下四腔心切面、剑突下下腔静脉切面（图 7-4）。

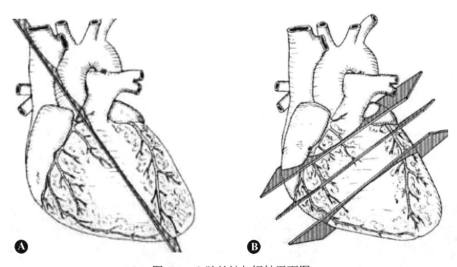

图 7-5 心脏长轴与短轴平面图

A. 心脏长轴断面示意图；B. 心脏短轴断面示意图

4. 探头方向标识 探头方向标识位于探头一侧，为一个刻痕或凹凸的圆点，对应于屏幕上的方向标识。

5. 近场、远场 每一个心脏切面为一扇形图，图像的上端为近场，表示临近探头的结构，图像的下面部分为远场，显像远离探头的结构。

（二）探头选择与操控

经胸心脏超声检查选择相控阵探头，规范探头操控可以获得良好的标准切面。手握探头，手掌尺侧或小指贴于胸壁，其余手指固定探头，手心中空，关节放松。操控探头基本动作包括：滑动、摇、倾和旋转。滑主要指从一个声窗至另一个声窗，动作宜放松，幅度可以大一点（图 7-6）。摇、倾、转的幅度宜小一点，调节目标至图像中央，并获得不同切面。

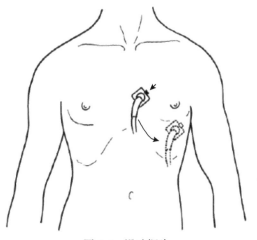

图 7-6 滑动探头

（三）心脏超声监测的五个基本切面

1. 胸骨左缘左心室长轴切面 被检者平卧或左侧卧位，将探头方向标识指向患者右肩，在胸骨左缘 2～4 肋间平行滑动，获得心脏长轴切面，看到主动脉瓣和二尖瓣后，轻轻旋转探头以最大程度显示左心室腔。为了采到更满意的图像，对于清醒合作的患者我们可嘱其调整呼吸，于吸气末或呼气末采图。心脏彩超的屏幕方向标识始终在右侧，因此探头方向标识对应侧的右心室和心底部位于屏幕右侧，相反，另外一侧对应的左心室位于屏幕左侧；离探头最近的右心室位于扇形图像的顶端，主动脉瓣比二尖瓣更靠前，位于中间，二尖瓣和左心房位于扇形图的下方（图7-7）。

胸骨左缘左心室长轴切面主要用于评估左心系统和主动脉瓣，包括左心房、左心室腔的大小，室壁舒缩功能，主动脉瓣和二尖瓣的功能状态，以及室间隔的厚度、有无缺损，主动脉根部病变，心包腔是否积液等。

2. 胸骨左缘短轴乳头肌切面　获得比较清晰的胸骨左缘左心室长轴切面后，以二尖瓣为中心，将探头顺时针旋转约90°，使探头定位标记指向左肩。略微向心尖部倾斜可观察到乳头肌，当两个乳头肌对称显示，左心室腔看上去为圆形时则获得标准的胸骨左缘短轴乳头肌切面。扇形图像中位于左侧的是右心室，右侧的是左心室中段，左心室和右心室之间为室间隔（图7-8）。

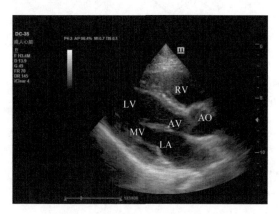 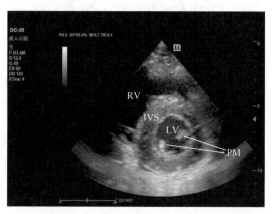

图7-7　胸骨左缘左心室长轴切面

RV. 右心室；LV. 左心室；AV. 主动脉瓣；AO. 主动脉；MV. 二尖瓣；LA. 左心房

图7-8　胸骨左缘短轴乳头肌切面

PM. 乳头肌；IVS. 室间隔；RV. 右心室；LV. 左心室

胸骨左缘短轴乳头肌切面通常用于评估左心室总体收缩功能和是否有节段性室壁运动异常（前壁、间壁、下壁、侧壁），室壁厚度，左心室腔大小，是否有肌部室间隔缺损等。当右心因容量负荷或压力负荷增加，出现右心衰竭时，新月形的右心室逐渐增大为球形，使得室间隔向左心室偏移，左心室容量也随之变小。

3. 心尖四腔心切面　受检者左侧卧位或部分左侧卧位，将探头置于心尖搏动最明显处（左侧乳头稍下方），方向标识指向患者左侧2～3点钟方向，或者以胸骨左缘短轴为基础，向外下滑动探头直至左心室壁完全消失，然后大幅度倾斜探头，使超声束指向受检者右肩，对切二尖瓣和三尖瓣。标准的心尖四腔心切面上，心脏呈长椭圆形，室间隔位于屏幕中间，房间隔与之延续，略向左偏斜。与二尖瓣相比，三尖瓣位置略低，更接近心尖。由于探头方向标识对应侧为左心部分，因此左心房、左心室显示在扇形图的右边；相反，另一侧对应的右心部分显示在扇形图的左边。离探头更近的心尖（由左心室构成）、心室位于扇形图近场，心房位于远场，心房和心室之间由二尖瓣、三尖瓣连接（图7-9）。

　　心尖四腔心切面是显示心脏主要结构最重要的标准切面之一，可以观察各腔室的大小、室壁运动情况、二尖瓣三尖瓣的开闭、房间隔和室间隔的连续性、心包是否积液等。在显像质量较好时还可看到前外侧乳头肌、冠状静脉窦、以及回流至左心房的肺静脉。

　　4. 剑突下四腔心切面　被检者平躺仰卧（必要时可嘱患者屈膝放松腹部肌肉或深吸气后憋气使心脏向下运动靠近探头），将探头置于剑突下，方向标识指向患者左侧，下压探头，通过滑、摇、倾、转等运动，使超声束指向胸骨后并向上朝向心脏，获得最佳切面。图像上最接近扇形顶点的是肝脏，心脏间隔与扇形图正中线约呈45°，显示的心脏结构及评估内容基本和心尖四腔心切面一致（图7-10）。

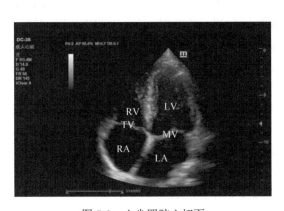

图7-9　心尖四腔心切面

RV. 右心室；LV. 左心室；MV. 二尖瓣；TV. 三尖瓣；RA. 右心房；LA. 左心房

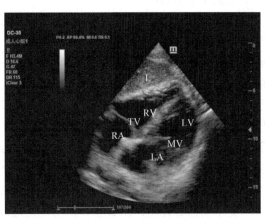

图7-10　剑突下四腔心切面

RV. 右心室；LV. 左心室；MV. 二尖瓣；TV. 三尖瓣；RA. 右心房；LA. 左心房；L. 肝脏

　　5. 剑突下下腔静脉切面　患者仰卧，将超声探头置于剑突下，使方向标识指向患者头侧（也可由剑突下四腔心切面逆时针旋转探头90°），超声束方向朝着身体正后方并略向患者右侧倾斜。当出现肝静脉汇入下腔静脉，且下腔静脉直接与右心房相延续时为最佳切面。寻找该切面的过程中可能会看到搏动的腹主动脉，但并不与右心房有直接联系，以此与下腔静脉鉴别。因为肝脏邻近探头，扇形图中位于近场；探头标记对应头侧的右心房，因此右心房显示在图像右侧，相反，下腔静脉位于图像左侧（图7-11）。

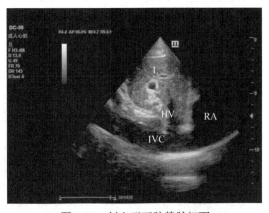

图7-11　剑突下下腔静脉切面

IVC. 下腔静脉；RA. 右心房；HV. 肝静脉；L. 肝脏

　　下腔静脉切面可以用于快速评估患者血容量、液体治疗反应性、估测中心静脉压。下腔静脉直径随呼吸周期变化，自主吸气时塌陷，呼气时扩张，机械通气状态下则相反。当右心系统压力增高时（容量增多性肺动脉高压、梗阻性肺动脉高压、三尖瓣畸形、心包疾病），下腔静脉直径增大（＞2.1cm），呼吸变异度小于50%。另外需注意的是，浅快呼吸时下腔静脉直径变化不大，深快呼吸时下腔静脉直径变化显著。

四、经胸心脏超声的临床应用

（一）左心室收缩功能、舒张功能评估

左心室收缩功能评估通常用胸骨左缘乳头肌短轴、胸骨左缘左心室长轴、心尖四腔心、剑突下四腔心切面进行评估。其中由于乳头肌短轴可以评估心室四个室壁，因此能够更好地代表左心室整体收缩功能。

视觉评估左心室收缩功能时，需要看心内膜的向心位移（正常时＞30%）、收缩期心肌增厚程度（30%～50%）、舒张早期二尖瓣前叶至室间隔距离（正常时＜1cm，说明 EF＞40%，通常用胸骨旁左室长轴切面）。以胸骨旁乳头肌切面为例，当心肌收缩力正常时，左心室腔收缩期大约缩短 30%～40%，收缩末期左心室剩余血量 30%～50%。当两个乳头肌收缩期末期几乎贴近，左心室腔几乎或完全消失，形成"接吻征"，说明心肌收缩力过强。如果此时患者血压低，往往提示血容量不足和（或）外周血管张力较低，需及时补充容量和（或）使用缩血管药；但另一些情况下，比如高动力循环造成心衰（甲亢、感染）、肺动脉主干或肺动脉远端大面积肺栓塞、心包填塞、重度二尖瓣反流，针对原发疾病进行处理治疗是改善循环的关键。如果收缩期左心室心内膜运动减弱、室壁厚度减少，说明左心室心肌收缩力差，若此时患者血压低，提示需强心处理。左心室舒张功能则通过二尖瓣、肺静脉血流频谱来评估。

量化评估左心室收缩功能：临床上最常用的是测定射血分数 EF（正常值为 55%～75%），通常用 M 型超声测定法或改良 Simpson 法。值得注意的是中-重度以上二尖瓣、主动脉瓣反流，左向右分流的先天性心脏病，EF 值虽正常，但是进入体循环的血容量减少，患者会出现心功能不全的症状。扩心病患者，左心室舒张末期容量增加，EF 值达到 29%，SV 为 62mL，也可满足静息状态下或轻度活动时机体需要，患者无明显临床症状。因此，对超声心动图的测定，不能只看 EF 值，而要结合每搏量（SV）、心输出量（CO）、心指数（CI）等综合判定。正常每搏量为 50～90mL、心输出量为 3.5～6L/min、心指数为 2.3～3.7L/（min·m^2）。

1. M 型超声测定法　可在胸骨旁左心室长轴切面取样线经过二尖瓣腱索测定，或者左心室乳头肌短轴切面也可。该法简单方便，可用于心脏整体功能正常，左心室形态正常的患者，但不适用于节段性室壁运动异常、心衰、室壁瘤等情况（图 7-12）。

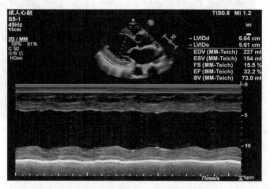

图 7-12　M 超测左室收缩功能

LVIDd. 左心室舒张末期直径；LVIDs. 左心室收缩末期直径；EDV. 左心室舒张末容积；ESV. 左心室收缩末容积；SV. 每搏量

2. Simpson 法　在四腔心切面或二腔心切面以二尖瓣瓣环为起止点，描记左心室舒张末期心内膜缘和左心室收缩末期心内膜缘，分别得到左心室舒张末容积（EDV）、左心室收缩末容积（ESV），EF=（EDV-ESV）/EDV。该测定方法更准确、能够更好地分辨心内膜，且不受室壁形态、心肌节段性室壁运动异常的影响（图 7-13）。

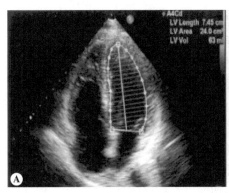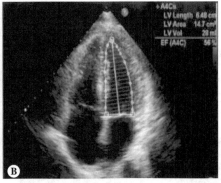

图 7-13 Simpson 法测左心室收缩功能

（二）心肌缺血的诊断

心肌缺血发生后，心室可能出现节段性收缩功能异常，表现为受累区域收缩期室壁增厚降低或消失（正常时收缩期末期室壁厚度比舒张期末期增加 30%～50%），心内膜向室腔中心运动减弱、消失、甚至向外凸出（矛盾运动），而非缺血区域心肌收缩代偿性增强，用来补偿心脏局部功能不全所造成的每搏量下降（图 7-14）。另外对于急性、严重的心肌缺血，还会伴随着缺血性二尖瓣反流、三尖瓣反流、心室扩张、血液淤滞形成血栓、室壁穿孔破裂、心包积液、心律失常等。对于较严重的并发症，及时的超声识别非常重要，比如附壁血栓脱落将导致脑血管事件的发生，假性室壁瘤破裂将引起急性心包压塞。

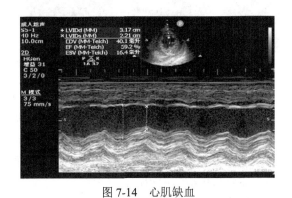

图 7-14 心肌缺血

胸骨旁乳头肌短轴平面示左心室前壁、下壁收缩不协调，前壁运动幅度减弱

（三）瓣膜疾病中的运用

在心脏的四个瓣膜中，以左心系统主动脉瓣和二尖瓣的原发病变最常见，三尖瓣和肺动脉瓣病变通常继发于主动脉瓣狭窄、主动脉瓣反流、二尖瓣狭窄、二尖瓣反流等引起的左心功能不全，造成左心房压力升高，肺循环淤血，肺动脉压力增高，肺动脉瓣、三尖瓣反流。形态学正常的瓣膜且瓣叶开放正常基本可以排除有临床意义的狭窄，并且在床旁快速评估中，对狭窄做出准确诊断的时限性要求不高，临床工作者更重要的任务是快速识别严重的急性二尖瓣反流（由心肌缺血或心内膜炎引起），急性主动脉瓣反流（由主动脉夹层、外伤、心内膜炎等引起），并进行相应处理，否则可导致严重疾病或死亡。

在评估反流性瓣膜病变时，我们最主要运用的是彩色多普勒技术。运用这一技术时，图像的左侧或右侧显示一彩色标尺（奈奎斯特极限/Nyquist），代表血液流动的方向和速度。按照惯例，彩色多普勒图像上蓝色代表血流背离探头，红色表示血流朝向探头，而中央部分速度为 0 的基线由于没有频移，显示为黑色。速度的差异则通过颜色的亮度来表示：较明亮的颜色表示较快的血流速度，而较黯淡的颜色表示较慢的血流速度。当血流速度超过设置的奈奎斯特极限时,将出现颜色的混叠。为了优化彩色多普勒图像,除了设置合适的彩色增益(通常默认为70%),调整成像切面与血流平行,使彩色取样框最小化(包含感兴趣的瓣膜和接受反流的腔室)、成像深度最小化、扇形图像尺寸狭窄化之外,设置合适的奈奎斯特极限也非常重要(50~70cm/s),过低将会高估反流的严重程度,过高可能遗漏组织中的血流。

1. 二尖瓣反流　二尖瓣反流是指收缩期二尖瓣关闭不全,部分血液从左心室反流进入左心房(图 7-15)。引起二尖瓣反流的病因包括风心病、瓣叶脱垂、穿孔、黏液样变、心内膜

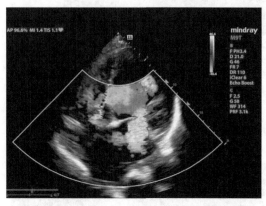

图 7-15　心尖四腔心切面二尖瓣中度反流

炎、腱索断裂、乳头肌断裂、左室功能不全、瓣环扩大等。胸骨左缘左心室长轴切面、心尖四腔心切面可有效评估二尖瓣反流。根据彩色多普勒图像上缩流颈的宽度(mm)将二尖瓣反流分为轻度、中度、重度(<3mm 为轻度,3~6mm 为中度,≥7mm 为重度)。缩流颈是指反流束近端会聚区与远端射流之间的狭窄颈部,测量时应垂直于反流束。另外反流面积占左心房的面积也可以进行反流严重程度分级(<20%为轻度,20%~40%为中度,>40%为重度)。任意程度的偏心性反流均代表重度二尖瓣反流。

2. 主动脉瓣反流　主动脉反流是指舒张期血液从主动脉瓣向左心室流出道方向反流。风心病、瓣膜脱垂、主动脉夹层、胸部外伤、大动脉炎、心内膜炎、马方综合征、二叶式主动脉瓣等可导致主动脉瓣反流。用于主动脉瓣反流评估的常用切面包括胸骨旁左室长轴切面、胸骨旁主动脉瓣短轴切面以及心尖五腔心切面(图 7-16)。临床上,根据缩流颈宽度、反流口面积与左室流出道截面积比值(短轴切面)、反流束宽度与左心室流出道宽度的比值(瓣下 1cm内)等将主动脉瓣反流分为三级(表 7-1),其中前两项的准确性更高,不受心室负荷条件的影响,能够较好的运用于手术室术中评估。

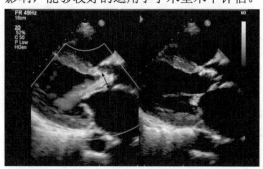

图 7-16　胸骨旁左心室长轴切面主动脉瓣反流

黑色箭头所示为缩流颈测量方法

表 7-1　主动脉瓣反流的评价

方　　法	轻度	中度	重度
缩流颈宽度(mm)	<3	3~6	>6
反流口 CSA/LVOT CSA(%)	<5	5~59	≥60
反流束宽度/LVOT 宽度(%)	<25	25~64	≥65

注:偏心性反流为重度。CSA:截面积;LVOT:左心室流出道

3. 三尖瓣反流　三尖瓣反流是指收缩期三尖瓣关闭不全,血液从右心室进入右心房(图 7-17)。由于右心室压力负荷或容量负荷过重引起的功能性三尖瓣反流较结构性三尖瓣反流更常见。结构性三尖瓣反流的病因学包括心内膜炎、风心病、黏液样变性、Ebstein 畸形(三尖瓣下移)、类癌综合征、外伤等。三尖瓣反流的评估方法与二尖瓣反流相似,在四腔心切面

反流束缩流颈宽度大于 7mm、反流量超过右心房的一半说明是重度三尖瓣反流。无右心室流出道梗阻或肺动脉瓣狭窄时，可以根据连续多普勒测定的三尖瓣反流峰值速度（图 7-18）估算肺动脉收缩压（PASP）：PASP=4V²+RAP，RAP（右心房压）由中心静脉压估算，或经验性地估计为 5～10mmHg。此无创方法在临床上非常重要，肺动脉收缩压介于 30～50mmHg 为轻度肺动脉高压，50～70mmHg 为中度肺动脉高压，大于 70mmHg 为重度肺动脉高压。

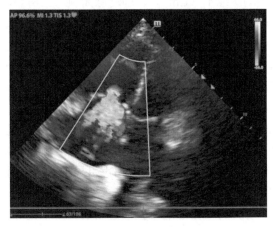

图 7-17　三尖瓣中度反流图

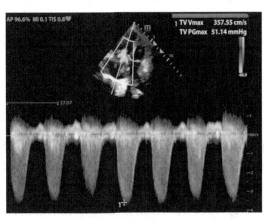

图 7-18　三尖瓣峰值速度测定

4. 狭窄性瓣膜病变　狭窄性瓣膜病以二尖瓣狭窄和主动脉瓣狭窄多见，通常伴随瓣叶增厚、钙化、活动受限，其中二尖瓣狭窄最常见的病因为风湿性心脏病，主动脉瓣狭窄最常见的病理生理基础是动脉粥样硬化性退行性改变（年龄大于 65 岁的患者）及先天性主动脉瓣二叶畸形（年龄在 35～55 岁的患者）。二维超声检查时，狭窄的二尖瓣口呈"鱼嘴状"（图 7-19），M 超图像显示二尖瓣前后叶同向运动，呈城墙样改变，彩色多普勒图像上可以看到血流通过狭窄瓣膜时引起的前向湍流。通过频谱多普勒测定狭窄处血流的峰值流速（V_{max}）、平均跨瓣压（Mean PG），以及根据跨瓣压峰值与均值计算得出压力减半时间（PHT），从而估算出二尖瓣口面积（MVA，MVA＝220/PHT）。

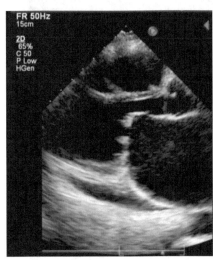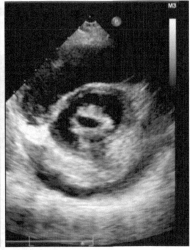

图 7-19　二尖瓣狭窄

胸骨旁长轴切面、二尖瓣短轴切面（鱼嘴状）示二尖瓣开放受限

（四）先天性心血管病中的运用

先天性心血管病是指出生前胚胎发育过程中发生的心脏畸形病变,其中最常见的为室间隔缺损（VSD）,占先天性心血管病的20%~30%,其次为房间隔缺损（ASD,占先天性心血管病的10%~30%）、动脉导管未闭（PDA）、法洛四联症（TOF,由肺动脉狭窄、室缺、右心室肥大、主动脉骑跨组成）、二叶式主动脉瓣、主动脉缩窄（CoA）、肺动脉闭锁、三房心、肺静脉异位引流等。以室缺和房缺为例。依据缺损部位室间隔缺损可分为膜周部、肌部、流入道、流出道四型,其中以单纯膜周部室缺最常见（图7-20）,占所有室缺的75%~80%。另外根据缺损的大小,可以分为大、中、小三型室缺,大型指缺损大于等于主动脉口径,中型缺损为主动脉口径的1/3~2/3,小型缺损小于主动脉口径的1/3。房间隔缺损可分为继发孔型（70%,又称Ⅱ孔型ASD）、原发孔型（20%,又称Ⅰ孔型ASD）、静脉窦型（8%）、冠状静脉窦型（2%）。继发孔型房缺位于卵圆窝内,通常不累及房室瓣,原发孔型常伴随二尖瓣前叶裂隙、二尖瓣腱索附着点异常、三尖瓣隔叶发育不良等（图7-21）。房缺、室缺的传统治疗方法为开胸修补,但随着影像学技术的发展,对于一些位置合适的单纯中小型缺损,介入或超声引导下封堵器封堵已经成为新的趋势,减少手术时间和创伤,有利于患者快速康复。术后常规超声心动图需在多个切面检查有无残余分流、原有反流是否减轻、有无封堵器压迫牵拉引起新的关闭不全等。

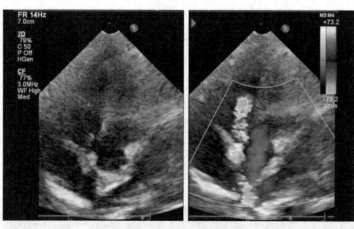

图 7-20   室间隔缺损

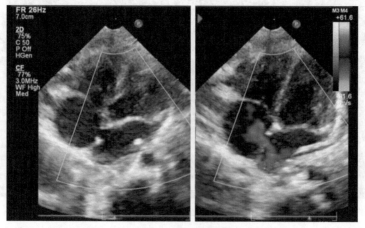

图 7-21   房间隔缺损

（五）心包疾病中的运用

心包包括脏层心包和壁层心包，两者围成心包腔，主要的心脏大血管由此进出。正常情况下心包腔含有 15～50mL 清亮的心包液，可减少脏壁两层心包的摩擦力。心包炎、肿瘤、心肌梗死后、创伤、心脏术后均可出现心包积液，心包积液对呼吸循环的影响取决于液体积聚的速度和量，若心包积液急剧大量增加可引起心脏压塞，出现明显血流动力学改变。根据积液量的深度，可以分为小量（<1cm，约 200mL）、中量（1～2cm，200～500mL）、大量（>2cm，约 500mL）；按积液性质可分为渗出性（多见于心衰患者）、漏出性（大多数心包炎）、脓性、乳糜性、血性等。随着积液吸收，心包膜增厚，大量纤维素沉积和纤维组织增生、黏连、钙化，也可形成缩窄性心包炎。心包积液在超声下表现为环绕心脏的黑色无回声区（图 7-22），可在多个切面进行评估，并且超声引导下心包穿刺抽液或引流（常选胸骨左缘第 5、6 肋间，坐位或半卧位）不仅可以检查心包积液性质、明确病因、缓解压塞症状，穿刺操作的可视化也明显提高了穿刺的准确性与安全性。

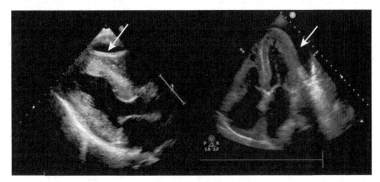

图 7-22 心包积液

（六）评估心脏栓子、肿瘤

原发性肿瘤以左心房黏液瘤最多见，继发性者以累及心包为主。黏液瘤大多为单发、带蒂、附着于卵圆窝部位，其最主要的危害是，瘤体及表面附着的血栓可能破裂、脱落进入体循环，引起一系列栓塞症状。另外部分瘤体可能伴随心动周期上下浮动，有时会在舒张期进入二尖瓣口引起类似二尖瓣狭窄的血流动力学反应，但这种反应多为一过性。手术室平卧位患者若出现急性瓣膜梗阻，适度头低位可以缓解症状。心脏肿瘤还需与血栓、赘生物相鉴别。血栓、赘生物多出现在瓣膜病、心肌病、心肌梗死、人工机械瓣、心房颤动、感染性心内膜炎等心血管病基础上，患者有不同的病史和临床表现。

（陈洪霞 尹万红）

第二节 经食管超声心动图

经食管超声心动图（trans-esophageal echocardiography，TEE）是将特制超声探头置入食管内，从心脏的后方向前近距离探查其深部结构，避免了胸壁、肺等组织的干扰，故可显示出清晰的图像，提高对心血管疾病诊断的敏感性和可靠性，便于进行心脏手术中的超声监测与评价。

随着心脏手术的发展，TEE 在心脏手术术中的评估与监测已成为常规。对于先天性心脏病封堵手术，TEE 不影响手术操作，成像清晰，成为术中引导操作的主要手段。为了让操作者快速掌握 TEE 的使用，在临床操作之前对操作者进行培训是必要的。TEE 培训模拟器进行模拟培训具有安全、快速、可重复等优点，现已成为了比较流行的培训方式之一。本文基于 TEE 培训模拟器，结合临床使用，对 TEE 20 个标准切面及 TEE 的临床应用做了简单的介绍。

由于 TEE 检查是在食管和胃底有限的空间进行的，而且属于微创操作，但是也有一定的食管穿孔的风险，为了避免遗漏和减少操作风险，切面的标准化是规范化经食道超声检查的基本要求。

一、禁 忌 证

1. 绝对禁忌证 患者拒绝、活动性上消化道出血、食管梗阻或狭窄、食管占位性病变、食管撕裂和穿孔、食管憩室、食管裂孔疝、先天性食管畸形、食管手术后不久、咽部脓肿、咽部占位性病变。

2. 相对禁忌证 食管静脉曲张、凝血障碍、纵隔放疗史、颈椎疾病、咽部脓肿、咽部占位性病变。相对禁忌证需要比较 TEE 检查的收益和相对禁忌证的风险，决定是否行 TEE 监测。

二、TEE 探头运动及操作方法

TEE 图像总的原则是：探头接触患者的位置是图像的顶点，改变探头的位置就是改变 TEE 图像在人体空间内的位置。TEE 探头呈长管状，探头运动受消化道的限制，整体运动只有 8 种，分别是：推进、后退；左转、右转；前屈、后屈；左屈、右屈（图 7-23）。

1. 手握 TEE 探头向食管远端或胃推进称"推进"，反之为"后退"。手握探头朝向患者右侧转动称之为"右转"，逆时针转动称之为"左转"。

2. 使用操作柄的大轮将探头前端向前弯曲称之为"前屈"，向后弯曲称为"后屈"。使用操作柄的小轮将探头顶端向左方弯曲称之为"左屈"，反之称为"右屈"。

3. TEE 探头处于某一个姿态不动时，在探头保持静止的状态下，可通过手柄上的 2 个圆形按键，调节声平面角度从 0°～180°，称为"前旋"，反向调节声平面角度从 180°～0°，称之为"后旋"。

4. 除上述探头基本运动形式外，目前的多平面超声探头均可以通过调整其特有的按钮使得超声切面在 0°～180°之间转换，从而实现从不同角度观察心脏的目的。一般而言，经食管多平面扫描时，0°时的扫描切面即经食管探头的水平切面（横轴切面）；30°～50°时的扫描切面相当于心脏的短轴切面（食管中段时）；90°时的扫描切面相当于经食管探头的矢状切面；110°～130°时的扫描切面相当于心脏的长轴切面（食管中段时）；180°时的扫描切面为 0°时所得切面的镜像图。

TEE 的操作方法：TEE 探头的放置与胃管的放置相类似。最简单的方法就是用左手抬起下颌，使用一个咬口器，用右手插入探头。探头可持续的轻度加压进入，然后从左至右轻微的试探直至发现食管的开口，如果遇到阻力，最常见的原因是头部和颈部的过度仰伸，当探头的顶端通过了喉与咽环肌，会出现突破感，此时可以停止探头的推进。探头位于食管上段平面。

通过不同的操作可以改变 TEE 探头的位置和方向。探头进入的深度可在探头入口处对探头柄进行调整：深入或后撤。通过管体上标示的深度可控制探头进入的深度。在扫查心脏时，探头的位置可以从食管上段一直深入到胃内。在食管上段平面，靠近 TEE 探头的心脏结构为大血管；在食管中段切面（ME）则是左心房；在经胃底平面（TG），最接近的心脏结构则是左心室。调整手柄上的大盘旋钮可以前屈或后屈探头，而手柄上的小旋钮可以将探头向左或右侧弯曲。目前使用的 TEE 探头都使用多平面探头，通过探头手柄旋转电子晶片扫查角度，当探头管体在某一个位置时可以选择性的从 0°～180°进行扫描。

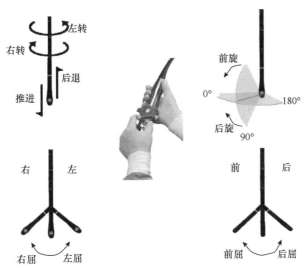

图 7-23　TEE 探头的 8 种运动及操控示意图

三、TEE 的 20 个标准切面

根据探头在食管和胃的相对位置，TEE 的 20 个标准切面可以分为食管上段切面、食管中断切面、经胃底切面（图 7-24）。为了方便记忆，我们将 TEE 20 个标准切面分为 6 个大血管切面，8 个食管中段切面和 6 个胃底切面（图 7-25）。

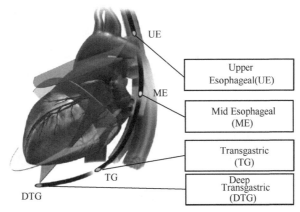

图 7-24　TEE 探头在食管中的不同位置与成像

UE. 食管上段；ME. 食管中段；TG. 经胃底；DTG. 经胃深部

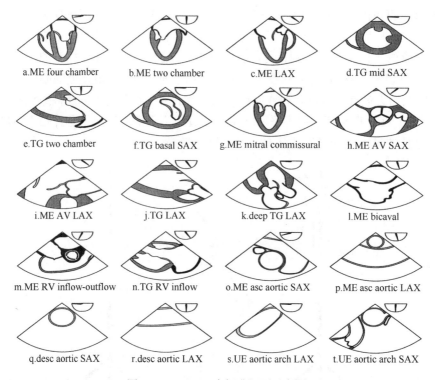

图 7-25　TEE 20 个标准切面示意图

（一）大血管切面

1. 食管上段主动脉弓长轴切面　以食管中段降主动脉短轴图像为基础，探头后退直到主动脉的形状变为卵圆形时轻微向右旋转探头，即可以获得食管上段主动脉弓长轴切面。此切面系从纵轴方向显示主动脉弓横截面，主动脉弓近端位于图像左侧，弓远端位于图像右侧。此切面主要用于诊断主动脉病变；主动脉瓣关闭不全的患者，降主动脉内逆向彩色血流速度与患者反流程度密切相关。

2. 食管上段主动脉弓短轴切面　在上述食管上段主动脉弓长轴基础上，并调整成像角度至 60°～90°，即可获得食管上段主动脉弓短轴切面（图 7-26）。这一切面上方为主动脉弓短轴横截面，远场为肺动脉长轴图像。在此切面右上侧还同时显示了左锁骨下动脉和无名静脉的近心端；肺动脉瓣和肺动脉主干长轴在图像的左下角。此切面主要用于诊断主动脉弓、肺动脉瓣病变，还可以用于动脉导管未闭的封堵治疗。但是由于食管上段水平前方紧邻气管，受气管内气体干扰，主动脉结构往往显示不清。

3. 食管中段升主动脉短轴切面　在食管中段主动脉瓣短轴图像基础上，探头后退并旋转角度至 0°可获得此切面。此切面图像中可以显示上腔静脉短轴、升主动脉短轴、右肺动脉长轴。此切面主要用于诊断主动脉夹层、主动脉瘤、肺栓塞、动脉导管未闭及检测上腔静脉内的漂浮导管等。

4. 食管中段升主动脉长轴切面　在上述食管中段升主动脉短轴的基础上旋转探头角度至 90°即可获得此切面（图 7-27）。在该切面中扇形图像的顶点为右肺动脉，其后方为升主动脉近端长轴。此切面主要用于诊断主动脉病变、判断右肺动脉有无栓子及右肺动脉内漂浮导管等。

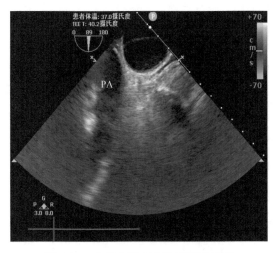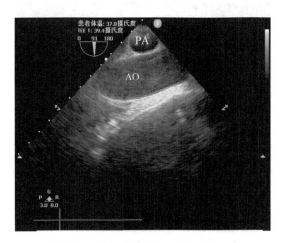

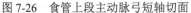

图 7-26 食管上段主动脉弓短轴切面 　　　 图 7-27 食管中段升主动脉长轴切面

5. 食管中段降主动脉短轴切面　　在食管中段四腔心的基础上向左侧旋转探头，在图像正中即可显示胸段降主动脉横截面。图像近场的弧形管壁为降主动脉的右前壁。在此切面基础上，探头推进或后退可以显示降主动脉全程。此切面主要用于诊断主动脉病变，可以通过降主动脉内逆向彩色血流评估主动脉关闭不全严重程度。此外，还可以用于引导主动脉球囊反搏及判断有无左侧胸腔积液等。

6. 食管中段降主动脉长轴切面　　在上述食管中段降主动脉短轴切面基础上，保持探头不动，旋转角度至 90°，即可显示主动脉长轴，图像左侧为主动脉远端，右侧为主动脉近端，扇形图像顶端管壁为主动脉前壁，与之相平行的为主动脉后壁。此切面主要临床用途与降主动脉短轴切面相类似。

（二）食管中段切面

1. 食管中段四腔心切面　　将探头放入食管中部（距门齿约 20cm），旋转角度 0°～10°，显示四个心腔。通过轻微后屈探头尖端，尽量多地显示左心室心尖部（图 7-28）。此时，图像平面始于左心房，经二尖瓣的中心，止于左心室心尖部。在此切面基础上将探头回撤，还可显示食管中段五腔心切面。图像中主要结构包括：左心房、右心房、左心室、右心室，二、三尖瓣，房间隔，后室间隔和左心室侧壁。在这一图像中，通常能看到二尖瓣前叶和后叶中间部分（A2，P2）。此切面主要用于诊断二尖瓣疾病、三尖瓣疾病、房间隔缺损、室间隔缺损及判断心腔大小、左心功能等。

2. 食管中段二尖瓣联合部切面　　食管中段四心腔图像基础上，保持探头不动并使二尖瓣处于图像中央，调整探头角度至 60°左右，此时右心房与右心室从图像中消失，轻微后屈探头找到左心室心尖部即为标准二尖瓣联合部切面（图 7-29）。在这一图像中，二尖瓣由左边的 P3 部分，右边的 P1 部分和中间的前瓣（通常为 A2）形成波浪形的图像，称为"海鸥征"。此图像还可以显示左心室后乳头肌和前乳头肌以及左心室心尖部。此切面主要用于诊断二尖瓣病变，也可以用于评估左心室功能及左心房血栓等。

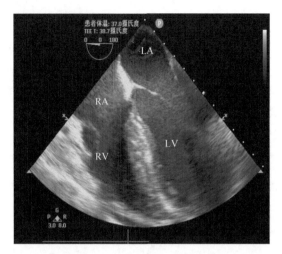

图 7-28   食管中段四腔心切面图

LA. 左心房；RA. 右心房；LV. 左心室；RV. 右心室

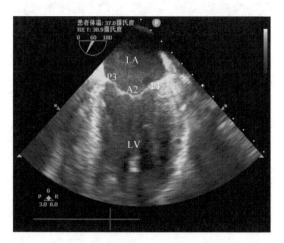

图 7-29   食管中段二尖瓣联合部切面

LA. 左心房；LV. 左心室

3. 食管中段二腔心切面   在上述食管中段二尖瓣联合部切面基础上保持探头不动，调整角度至 90°左右，右心房、右心室从图像中消失，左心耳出现；此时后屈探头尖端，寻找并显示真实的左室心尖部，增加超声深度以显示整个心尖部即可获得此切面（图 7-30）。此图像与食管中段四腔心图像相垂直，可以从左心房后壁直接观察左心房，二尖瓣和左心室心尖部。图像中，左心室前壁处于图像右侧，左心室下壁居左侧。该图像还显示二尖瓣前叶的 A1、A2 及后叶的 P3 部分。此切面主要用于评估二尖瓣病变、诊断左心耳占位、测量左心室大小及功能等。

4. 食管中段左心室长轴切面   在上述食管中段二腔心切面上基础上保持探头不动，旋转角度至 120°左右。在长轴方向显示主动脉瓣和左室流出道，调整超声深度使整个左心室都可在图像中显示（图 7-31）。此切面始于左心房，从长轴方向对主动脉根部和整个左心室成像。左心室前间壁和下侧壁及二尖瓣前叶（A2）和后叶（P2）都能在该图像中清晰可见。此切面用于诊断二尖瓣、主动脉瓣、主动脉根部和室间隔病变，也可以用于评估左心室功能。

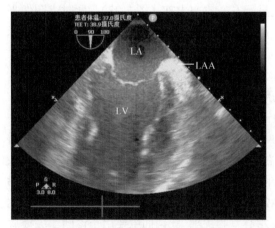

图 7-30   食管中段二腔心切面图

LA. 左心房；LV. 左心室；LAA. 左心耳

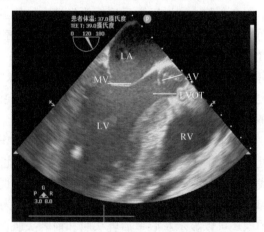

图 7-31   食管中段左心室长轴切面

LA. 左心房；LV. 左心室；RV. 右心室；MV. 二尖瓣；AV. 主动脉瓣；LVOT. 左心室流出道

5. 食管中段主动脉瓣短轴切面 在食管中段四腔心切面基础上，向患者头侧回撤探头，显示左心室流出道和主动脉瓣后旋转角度至 30°左右。以主动脉瓣为中心，尽量使主动脉瓣三个瓣膜相互对称即可获得此切面（图 7-32）。在此切面基础上，探头后退可显示冠状动脉开口，推进探头可显示左心室流出道。图像中三个主动脉瓣呈对称分布，其中无冠瓣紧邻房间隔，右冠瓣靠近右心室流出道，左冠瓣则紧邻肺动脉。此切面用于诊断主动脉瓣疾病、继发孔型房间隔缺损、冠状动脉病变等，同时还可以用于准确测量左心房大小及主动脉瓣环径。

6. 食管中段主动脉瓣长轴切面 在上述食管中段长轴图像基础上，回撤探头寻找主动脉根部或在食管中段主动脉瓣短轴切面基础上，旋转角度至120°左右，可获得此切面（图 7-33）。标准切面上，左心室流出道，主动脉瓣和升主动脉近端呈直线排列，主动脉窦对称分布。此切面系从长轴方向显露主动脉根部。左心室流出道、部分主动脉瓣、升主动脉近端排列于图像右侧，而二尖瓣和左心室并未在此图像中完全显露。此切面诊断二尖瓣、主动脉根部、左心室流出道病变，同时还可以用于室间隔缺损诊断和外科微创封堵术引导。

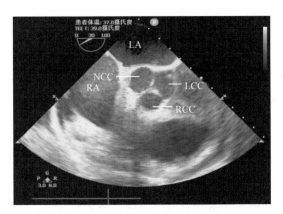

图 7-32　食管中段主动脉瓣短轴切面图

LA. 左心房；LCC. 左冠瓣；NCC. 无冠瓣；RA. 右心房；
RCC. 右冠瓣

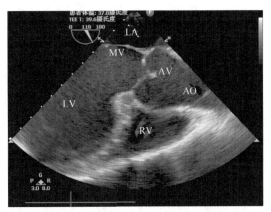

图 7-33　食管中段主动脉瓣长轴切面

LA. 左心房；LV. 左心室；RV. 右心室；MV. 二尖瓣；AV. 主动脉瓣；AO. 主动脉

7. 食管中段右心室流入-流出道切面 在上述食管中段主动脉瓣短轴的基础上，旋转角度至 60°左右，可同时显示三尖瓣、右心室流出道、肺动脉瓣和肺动脉主干（图 7-34）。此切面可以观察到血液从三尖瓣（图像左侧）流入到右心室再从肺动脉瓣口（图像右面）流出的整个过程。此切面用于诊断肺动脉瓣、肺动脉、右心室流出道及三尖瓣疾病，测量三尖瓣的瓣环径；同时还可以作为室间隔缺损和右心室流出道梗阻鉴别诊断的主要观察切面。

8. 食管中段双腔静脉切面 在上述食管中段两腔心切面的基础上将整个探头转向右侧改变角度或轻微右旋探头，即可获得食管中段双腔静脉切面（图 7-35）。下腔静脉位于图像左侧，上腔静脉位于图像右侧，探头的顶端为左心房，探头的远场部分为右心房。此切面是诊断房间隔缺损最好的切面之一，同时还用于诊断心房占位性病变及引导封堵器输送导管；另外，麻醉科静脉插管深度的判断，也可以借助于此切面。

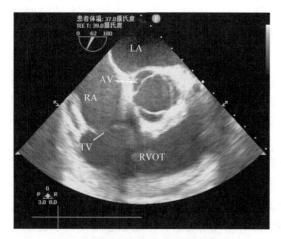

图 7-34　右心室流入-流出道切面图

LA. 左心房；RA. 右心房；RVOT. 右心室流出道；AV. 主动脉瓣；LV. 左心室；TV. 三尖瓣

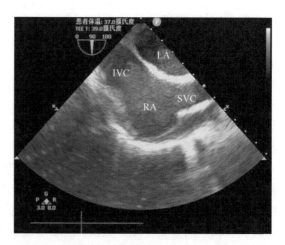

图 7-35　食管中段双腔静脉切面

LA. 左心房；SVC. 上腔静脉；IVC. 下腔静脉；RA. 右心房

（三）胃底部切面

1. 经胃底左心室乳头肌短轴切面　将探头推进入胃腔，保持探头角度为 0°，继续推进探头直到显示胃或肝脏，之后向前弯曲探头使其接触胃壁和心脏下壁；向左或右旋转探头使左心室处于图像正中并充分显露两个乳头肌即可显示胃底左心室乳头肌短轴切面（图 7-36）。此图像顶端为左心室下壁，远场为左心室前壁，左侧为间壁，右侧为侧壁。此切面主要用于评估左心室大小、功能及心肌节段性运动，同时还可以诊断肌部室间隔缺损和心包积液。

2. 经胃底二尖瓣短轴切面　在上述胃底左室乳头肌短轴切面的基础上，回撤探头即可以看到二尖瓣口短轴图像，调整图像深度，便可以获得二尖瓣联合部的图像（图 7-37）。该图既显示了左室基底部 6 个节段，还有助于观察二尖瓣前叶的后半部分（A3）、后叶以及和紧邻探头的后连合。此切面主要用于评估左心室大小、功能，更重要的是可以在没有三维超声的时候用于判断二尖瓣病变的部位和严重程度。

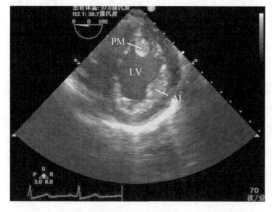

图 7-36　经胃底左心室乳头肌短轴切面图

LV. 左心室；PM. 后内侧乳头肌；AL. 前外侧乳头肌

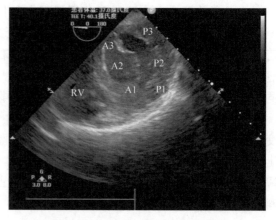

图 7-37　经胃底二尖瓣短轴切面

RV. 右心室

3. 经胃底左心室二腔心切面 此切面与经胃底左心室短轴切面相互垂直，在后者的基础上，旋转角度至 90°左右，即可获得该切面（图 7-38）。该图依次显示了左心室下壁、二尖瓣瓣下结构和左心室前壁。这一图像与食管中段两腔心图像相似，只是探头更靠近左心室下壁。此切面主要用于诊断二尖瓣瓣下结构病变及评估左心室功能。

4. 经胃底左心室长轴切面 在上述经胃左室二腔心图像基础上，旋转角度至 120°左右，即可以获得（图 7-39）；若图像显示不佳，可以向右轻微旋转探头，当图像右侧显示出主动脉瓣时，调整深度便能较为清楚地显示。此切面类似于食管中段主动脉瓣长轴图像，但能更好地使用频谱多普勒进行血流动力学评估。此切面主要用于诊断二尖瓣、主动脉瓣、左心室流出道病变，还可以用来诊断室间隔缺损和评估左心室收缩功能。

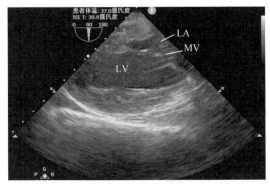

图 7-38　经胃底左心室二腔心切面图

LV. 左心室；LA. 左心房；MV. 二尖瓣

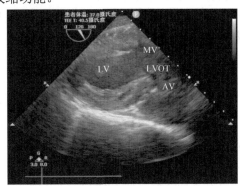

图 7-39　经胃底左心室长轴切面

LV. 左心室；AV. 主动脉瓣；MV. 二尖瓣；LVOT. 左心室流出道

5. 经胃底右心室流入道切面 在上述经胃底左心室长轴切面的基础上，向右旋转探头，即可显示该切面（图 7-40）。此切面近场为右心室后壁，右心室心尖部位于图像左侧，前壁位于图像视野远端。此切面主要用于诊断三尖瓣及瓣下结构病变，同时可以用来评估右心室功能变化。

6. 经深胃底左心室长轴切面 在经胃短轴图像的基础上，前屈并轻微推进探头，紧贴胃黏膜直到在图像顶端显示左心室心尖部，即可获得该切面（图 7-41）。此切面和食管中段五腔心相似（上下颠倒）。有时为了在图像中央显示左心室流出道和主动脉瓣需要向左弯曲探头。左心室位于图像顶端，此切面的频谱多普勒定位适合穿过主动脉瓣和左心室流出道的流速测量，并用于诊断主动脉瓣置换术后瓣周漏，同时对于房室瓣病变严重程度的评估也有一定优势。

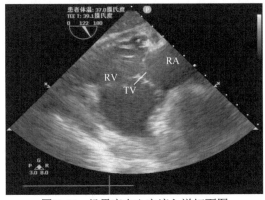

图 7-40　经胃底右心室流入道切面图

RA. 右心房；RV. 右心室；TV. 三尖瓣

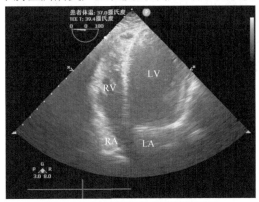

图 7-41　经深胃底左心室长轴切面

LA. 左心房；LV. 左心室；RA. 右心房；RV. 右心室

四、TEE 监测在术中的应用

与传统的经胸超声心动图技术相比，TEE 技术对心功能的测定具有以下优点：①几乎所有的患者，经食管超声心动图检查均可获得高质量的二维图像；②对于术中和危重患者可进行心功能的连续监测；③经胸超声心动图技术难以探测的血流信号可由经食管超声心动图技术方便地获得。

（一）评估前负荷

前负荷为心肌收缩之前遇到的负荷，对左室而言即左心室舒张末期容积（LVEDV）。TEE 可提供左心室的二维图像，TEE 取胃底乳头肌短轴切面可以准确地反映前负荷，并能及时反映药物、体位改变对前负荷的影响。

（二）左心室收缩性能的测定

左心室收缩性能可以用超声心动图定量或定性评价。有一系列描述左心室收缩功能的指标，最常用的是射血分数。射血分数用数学公式表述为舒张期大小减去收缩期大小，再除以原来舒张期大小所得的分数，这个大小可以作为线性、面积或容积的测量。计算公式为：（LVEDV–LVESV）/LVEDV×100%其中，LVEDV（left ventricular end-diastolic volume）为左心室舒张末期容积，而 LVESV（left ventricular end-systolic volume）为左心室收缩末期容积。男性和女性的射血分数正常值为 50%～70%。在评价左心室射血分数时，超声心动图可能十分有效且准确。但是，其准确性和可重复性依赖于操作者的个人技术和操作者间的测量差异，因此，推荐标准化测量。

（三）评估心脏舒张功能

舒张功能异常是心衰的主要原因之一，而且舒张功能的异常常早于收缩功能的改变，及早发现舒张功能的异常变化对于心脏病患者的转归和预后有着重要意义。传统上，舒张功能的直接评价需要有创性的测量（准确性高、在心室内、有微压力的导管）或者高精度的技术（三维声纳微测量法、心脏核磁共振成像、超高速断层计算机扫描）。肺动脉导管对评价整体功能有一定的帮助，但是，舒张功能无法直接测量左心室压力、容积或跨二尖瓣血流而使用受限。相比之下，TEE 提供了一种相对安全、实用和非创伤性的评价舒张功能的方法。TEE 主要通过测量二尖瓣、肺静脉的血流频谱来反映舒张功能的变化，与核素检查等相关性良好。

（四）监测心肌缺血

围术期使用 TEE 可以早期发现心肌缺血，也能够快速而且具有决定性地指导抗缺血治疗。目前，定性识别节段性室壁运动异常（RWMA）是 TEE 用于临床发现心肌缺血的依据。左心室的节段性室壁运动异常的确切位置对临床医生的决策很重要，尤其是定位可能的冠状动脉异常以及评价治疗效果时。准确的医疗记录在与外科医生及心脏内科医生的交流中非常重要。美国心脏学会（AHA）将左心室分成了 17 个节段，此分段方法得到了广泛接受，其将左心室分为心尖段、中间段及基底段。基底段和中间段又分为 6 个节段，心尖段由于面积较小分为 4

个节段，左心室心尖是最后一个节段。为了全面评价所有 17 个节段，需要 5 个成像平面：食管中段四腔心、两腔心和左心室长轴观，经胃左室基底段和中间段观。如果冠状动脉三个主要分支中的任何一支出现了血流的减少，我们就可以观察到新出现的节段性室壁运动异常。TEE反映心肌缺血，其敏感性明显高于血流动力学及 ECG 指标。

（五）心内空气

在心脏手术中，心脏复跳后需要排尽心腔内的气体，如果排气不彻底，会导致心脏复跳困难甚至会形成颅内的气栓，从而对患者造成伤害。TEE 容易发现心内空气，显示为心腔内高密度影或白色区域，称为"飞蚊症"。

（六）TEE 在瓣膜疾病手术中的应用

1. 评价二尖瓣狭窄 TEE 比任何一种方法都能更清楚的从多切面观察到二尖瓣的解剖，基于风湿性二尖瓣狭窄（MS）的病理特征，超声需要对以下关键特征进行评价：瓣叶的增厚程度、钙化的数量、瓣下结构累及的情况，瓣叶活动幅度以及腔室形态和功能的总体变化情况（图 7-42）。TEE 也能评价一些相关的情况，如其他瓣膜结构受累情况和肺动脉高压。二尖瓣不同程度的增厚和钙化可以导致瓣叶回声增强，钙化所致的声影可能会阻碍对远处组织的观察，此时 TEE 的优势在于可以从其他切面进行观察，从而可以避开声影的影响。标准的食管中段图像（食管中段四腔心观、交界区观、二腔心观、左心室长轴观）帮助评价心脏病变的范围。腱索可以表现出不同程度的增厚和挛缩。风湿性心脏病可以导致不同程度的二尖瓣活动受限。二维 TEE，僵硬的瓣叶活动表现为移动的减低和舒张期前叶的圆顶样改变。圆顶样改变出现是前后叶交界粘连的结果，导致瓣叶活动受限或瓣口异常狭窄。通过测量还可评估二尖瓣狭窄程度（表 7-2）。

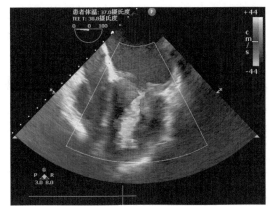

图 7-42 二尖瓣瓣叶增厚重度狭窄

表 7-2 二尖瓣狭窄严重程度评估

狭窄程度	瓣口面积（cm²）	平均跨瓣压（mmHg）	压力半降时间（msec）	肺动脉压力峰值（mmHg）
正常	4～6		40～70	20～30
轻度	>1.5	<5	70～150	<30
中度	1.0～1.5	5～10	150～200	30～50
重度	<1.0	>10	>220	>50

2. 评价二尖瓣反流 二尖瓣反流（MR）的严重程度分为轻微、轻度、中度和重度。彩色多普勒对 MR 的敏感性和特异性较高，所以其为 MR 最为简单且最好的筛查方法，同时也能对 MR 的严重程度进行定量的评价（图 7-43）。根据反流束的一般表现（大小和深度）常规可以粗略估计 MR 的严重程度。MR 的程度可以根据缩流颈的宽度、反流容积、反流分数、有效

反流口面积（EROA）来进行分度（表7-3）。常用的切面包括食管中段四腔心观、二尖瓣交界区观、两腔心观、食管中段左心长轴观、经胃左心室基底段短轴观。

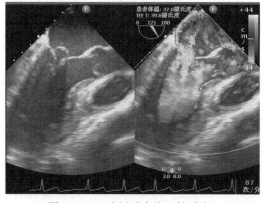

图 7-43　二尖瓣重度偏心性反流

表 7-3　二尖瓣反流严重程度评估

反流程度	轻度	中度	重度
连续多普勒信号强度	低密度	中等密度	高密度
反流面积（cm²）	<4	4～10	>10
缩流颈值（mm）	<3	4-6	≥7

3. 评价主动脉瓣狭窄　　正常主动脉瓣口面积为 2.6cm²～3.5cm²，对主动脉瓣狭窄（AS）的诊断应当是在血流动力学改变和自然病史连续演变的基础上综合判断。应用 TEE 评价 AS，常用切面是左心室长轴切面、经胃底深部左心室长轴（图7-44）与经胃左心室长轴观（图7-45）。AS 主要表现为瓣叶的增厚、钙化，其严重程度的评估见表 7-4。当患者心功能较差，射血分数低时，即使瓣口的平均压差仅为 20～30mmHg 时，也可能为重度狭窄。

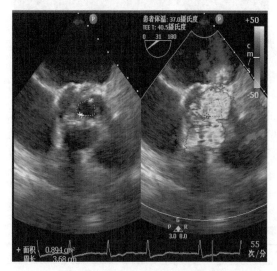

图 7-44　主动脉瓣狭窄短轴切面

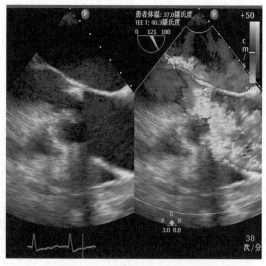

图 7-45　主动脉瓣狭窄长轴切面

表 7-4　主动脉瓣狭窄严重程度评估

评价方法	轻度	中度	重度
峰值流速（m/s）	<3	3～4	>4
平均压差（mmHg）	<20	20～40	>40
峰值压力（mmHg）	20～40	40～70	>70
主动脉瓣口面积（cm²）	>1.5	1～1.5	<1

4. 评价主动脉瓣关闭不全 TEE 检测主动脉瓣反流（AR）的敏感性很高。目前认为，测量通过瓣膜反流束的最窄处宽度和横截面积是比较准确的方法。缩流颈宽度大于 6mm 或反流面积大于 7.5mm² 时主动脉瓣反流为重度；缩流颈宽度大于 3mm 小于 6mm 时为中度反流；缩流颈宽度小于 3mm 为轻度反流。最佳的切面示主动脉瓣短轴切面及左心室长轴切面。

5. 评价人工瓣膜 多平面 TEE 被认为是一种识别人工瓣膜型号、评价人工瓣膜功能和诊断人工瓣膜功能失调的诊断方法。TEE 结合具有彩色多普勒和频谱多普勒功能的二维超声能够使 TEE 获得人工瓣膜的结构和血流动力学功能的诊断信息。瓣膜置换术后即刻的 TEE 评价包括：检验所有瓣叶和咬合器的正常运动，检验有无瓣周漏、检验心房内有无空气残留，检验有无因支撑架或瓣下装置导致的左心室流出道梗阻（图 7-46）。瓣膜功能失调的 TEE 诊断包括：识别人工瓣的型号，探查和定量评价跨瓣反流或瓣周漏，探查瓣环裂开，探查与心内膜炎相关的赘生物，探查瓣膜上血栓或血管翳的形成，探查和定量评价瓣膜狭窄，探查瓣膜结构的退化或钙化。

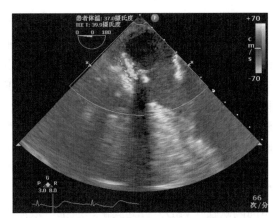

图 7-46 二尖瓣机械瓣置换术后瓣

6. TEE 对右心、三尖瓣、肺动脉瓣的评价 常用的切面包括食管中段四腔心观、食管中段右心室流入-流出道观、经胃乳头肌中部左心室短轴观、经胃右心室流入道观、主动脉弓短轴观等。对右心室整体功能的评价包括右心室有无肥厚（右心室肥厚是指右室游离壁厚度超过 5mm，可提示有肺动脉高压或肺动脉狭窄）；右心室有无扩张（右心室扩张见于右心室容量负荷过重或慢性右心室压力过重）。TEE 对三尖瓣的评价主要包括三尖瓣有无反流、瓣膜有无狭窄、有无 Ebstein 畸形。TEE 对肺动脉瓣的评价主要包括肺动脉瓣有无狭窄和反流，瓣上、下有无异常回声。

（七）TEE 在冠状动脉重建术中的应用

TEE 已成为心脏外科手术患者高级监护的重要组成部分。术中 TEE 在冠心病外科治疗中的应用价值至少包括以下三个方面：①即刻探查冠脉旁路术后是否有新的节段性室壁运动异常，从而间接推断血管桥是否通畅；②术中 TEE 能在体外循环前及时探查患者是否合并其他心内病变，如瓣膜病；③有研究显示升主动脉内的粥样硬化斑块是 65 岁以上患者心血管病术后发生脑卒中的唯一独立危险因素。术中 TEE 能较好显示升主动脉的粥样硬化斑块，可提示外科医师在升主动脉操作，如插管、阻断时避免粥样斑块脱落，从而减少术后脑卒中的发生。然而亦有研究显示，虽然术中 TEE 在探查升主动脉粥样斑块方面较敏感，但不如心外膜超声。有作者认为，如术中 TEE 在主动脉内（不论升主动脉或降主动脉）探查到大于 5mm 的斑块，就应进一步行心外膜超声探查升主动脉和主动脉弓部。

（八）TEE 在主动脉疾病中的应用

TEE 在主动脉夹层和主动脉瘤中的诊断价值明显高于 TTE 已为众多的临床研究证实。TEE 不仅能够显示主动脉病变的部位和范围，还能显示主动脉夹层原发破口的部位和大小、夹层是否累及冠状动脉及头臂动脉，同时还能评价主动脉瓣功能等，在术中可以发挥积极作用。但目前有关大血管病变的术中 TEE 应用价值报道甚少。有研究显示，约 14% 的主动脉夹层患者术中 TEE 对治疗提供重要信息。即使目前有关资料不多，但美国麻醉学会和心血管麻醉学会仍将大血管病变的术中 TEE 监测定为第一类之中。

（九）TEE 在先天性心脏病（CHD）中的应用

出生后最常见的 CHD 为室间隔缺损（VSD），其次为房间隔缺损（ASD）、动脉导管未闭（PDA）、肺动脉狭窄（PS）、主动脉狭窄、主动脉缩窄（CoA）、房室间隔缺损（AVSD）、法洛四联症（TOF）等等。以房间隔缺损和室间隔缺损为例。房间隔缺损分为继发孔型、原发孔型、静脉窦型及冠状静脉窦型缺损四类，TEE 检查常用的切面有食管中段四腔心观、食管中段双腔静脉观、主动脉瓣短轴观（图 7-47）。术前超声检查的目标是：确定缺损部位的大小；测量右侧心腔及血管内径；观察二尖瓣有无脱垂或瓣叶裂；评价肺静脉；评价心室功能；经静脉注射生理盐水或其他超声造影剂明确心房内分流。外科手术修补后或导管介入术中/术后检查的目标是：监测是否存在残余心房水平分流；评价瓣膜功能；评估心室功能；导管介入术中监测；观察封堵器的位置及封堵器放置术后是否对 SVC、IVC 及肺静脉血流造成影响（图 7-48）。室间隔缺损（VSD）分为膜部、肌部、双流出道（动脉干下）及流入道缺损。TEE 常用的切面是：食管中段四腔心观、食管中段左室长轴观、食管中段主动脉瓣短轴观、经胃左室长轴观。术前超声检查的目标是：评估缺损部位、大小及程度；确定心腔大小及肺动脉内径；观察有无伴发其他畸形；如有室间隔膜部瘤形成应观察瘤体的情况；评估有无主动脉瓣突出或脱垂；估测肺动脉压力。外科手术修补后或导管介入术中/术后检查的目标是监测是否存在残余分流；评价三尖瓣或主动脉瓣反流程度的变化；监测导管的位置；评价心室功能。

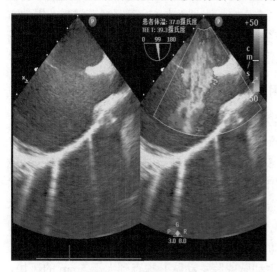

图 7-47　房间隔缺损图

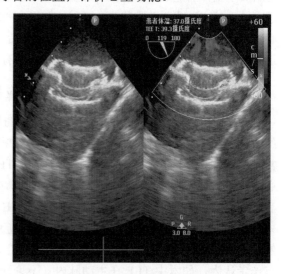

图 7-48　房间隔缺损封堵术后

（十）TEE 对心脏肿瘤及栓子来源的评价

TEE 在检查心脏肿瘤及评价栓子来源方面具有优势。因为 TEE 具备更高的分辨力且探头的晶片更靠近心脏偏后方结构，因此此项检查可以较清楚地观察到小肿块或存在于左心房或左心耳内的血栓（图7-49）。心脏正常结构如左心耳内的梳状肌或者左房壁与左上肺静脉相接处折叠所形成的组织（肺静脉嵴）常常被误认为是血栓或者小肿瘤。在心脏肿瘤中，以黏液瘤最为常见，占所有心脏原发肿瘤的30%，心脏黏液瘤最常见的好发部位为左心房（图7-50）。TEE可以用来评价栓子来源，起源于心脏或大血管的栓子通常是中风或外周血管发生栓塞的主要原因。

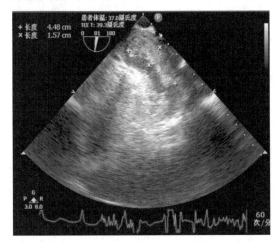

图 7-49　左心耳血栓

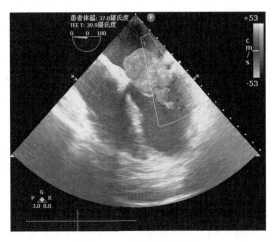

图 7-50　左心房黏液瘤

（钱　朵　尹万红）

第八章 肺部超声

二维码 8-1

本章图片

第一节 肺部疾病的超声诊断基础

一、肺的解剖

（一）肺的位置和形态

肺位于胸腔内，在膈肌的上方，坐落在纵隔的两侧，其表面被覆脏层胸膜。正常肺呈浅红色，质软而轻，富有弹性。成人肺的重量约为自身体重的 1/50。两肺外形不同，右肺宽而短，左肺狭长，左肺由从后上斜向前下的斜裂将其分为上下两叶，右肺除斜裂外，还有一条近于水平方向的水平裂，两裂将其分为上、中、下三叶。肺呈圆锥形，包括一尖、一底、三面、三缘。肺尖圆钝，经胸廓上口突至颈根部，在锁骨中内 1/3 交界处向上突至锁骨上方达 2.5cm 左右。肺底坐于膈肌上面，受膈肌压迫呈半月形凹陷。肋面与胸廓的外侧壁和前、后壁相邻。纵隔面即内侧面与纵隔相邻，其中央有椭圆形凹陷，称肺门。肺门内有支气管、血管、神经和淋巴管等出入，被结缔组织包裹，统称为肺根。膈面即肺底，与膈相邻。前缘为肋面与纵隔面在前方的移行处，前缘角锐利，左肺前缘下部有心切迹，切迹下方有一突起称左肺小舌。后缘为肋面与纵隔面在后方的移行处，位于脊柱两侧的肺沟中。下缘为膈面与肋面、纵隔面的移行处，其位置随呼吸运动而显著变化（图 8-1）。心脏位于肺的纵隔内，心脏的跳动会传导至肺，从而引起肺随着心跳一起搏动。

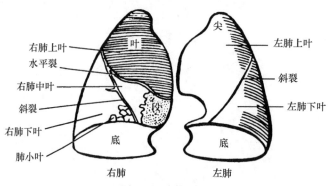

图 8-1　肺的形态

（二）胸膜与肺的体表投影

胸膜分为脏胸膜和壁胸膜两部分。脏胸膜被覆于肺的表面，与肺紧密结合。壁胸膜贴附于胸内筋膜内面、膈上面和纵隔侧面，故根据附着部位的不同将壁胸膜分为肋胸膜、膈胸膜、纵隔胸膜和胸膜顶。胸膜的体表投影即壁胸膜各部互相移行形成的折返线在体表的投影位置，标志着胸膜腔的范围。胸膜前界即肋胸膜和纵隔胸膜前缘之间的折返线，两侧都起自胸膜顶，向内下方经胸锁关节后方至第 2 胸肋关节水平，两侧相互靠拢，在中线附近垂直下行。由于左、右胸膜前折返线的上、下两端相互分开，所以在胸骨后面形成两个无胸膜的三角形间隙：上方的间隙称胸腺区，内有胸腺；下方的间隙称心包区，其间显露心和心包。肺的前界几乎与胸膜的前界相同。肺尖与胸膜顶的体表投影一致。胸膜下界是肋胸膜与膈胸膜的返折线。右侧起自第 6 胸肋关节处，左侧起自第 6 肋软骨后方，两侧均斜向外下方，在锁骨中线与第 8 肋相交，在腋中线与第 10 肋相交，在肩胛线与第 11 肋相交，在脊柱旁平第 12 胸椎棘突。肺下界的体表投影比胸膜下界高出约两个肋骨，即在锁骨中线与第 6 肋相交，在腋中线与第 8 肋相交，在肩胛线与第 10 肋相交，在脊柱旁平第 10 胸椎棘突（表 8-1）。在体位改变（如平卧）或者病理情况下[如慢性阻塞性肺疾病（COPD）、机械通气、腹腔压力增高等]膈肌位置发生变化，可导致肺下界的位置发生变化。

表 8-1　肺和胸膜下界的体表投影

	锁骨中线	腋中线	肩胛线	后正中线
肺下界	第 6 肋	第 8 肋	第 10 肋	第 10 胸椎棘突
胸膜下界	第 8 肋	第 10 肋	第 11 肋	第 12 胸椎棘突

二、肺的生理功能

（一）呼吸的概念及意义

呼吸指机体与外界环境之间进行气体交换的过程。其意义在于维持人体内环境 O_2 和 CO_2 的平衡，从而保障组织细胞代谢的正常进行。呼吸包括：①肺通气，即肺与外界的气体交换；②肺换气，指肺泡与毛细血管血液之间的气体交换；③气体在血液中的运输；④组织换气，即血液与组织之间的气体交换。肺通气和肺换气合称外呼吸，组织换气又称内呼吸。

（二）肺通气

肺容量和肺通气量是作为衡量肺通气功能的指标，肺容量是指肺所能容纳的气体量，可随呼吸的深度不同而变化。肺通气量是指单位时间内进出肺的气量，分为每分通气量（MVV=VT×f）和肺泡通气量。

（三）气体交换

气体的交换包括肺泡与毛细血管血液之间、血液与组织细胞之间 O_2 和 CO_2 的交换，即肺换气与组织换气。

1. 肺换气　由于肺泡内的气体不断更新，使肺泡内的 O_2 分压总是高于静脉血中的 O_2 分压，而肺泡内的 CO_2 分压又总是低于静脉血中的 CO_2 分压。因此，在静脉血流经肺部毛细血管时，在分压差的作用下，O_2 顺分压差由肺泡扩散至静脉血中，而 CO_2 则顺分压差由静脉血扩散至肺泡。通过肺完成气体的交换，静脉血变成了动脉血。

2. 组织换气　组织细胞在新陈代谢过程中不断消耗 O_2 并生成 CO_2，因此，组织中的 O_2 分压总是低于动脉血中的 O_2 分压，而 CO_2 分压又总是高于动脉血中的 CO_2 分压。在动脉血流经组织细胞时，在分压差的作用下，O_2 由动脉血扩散至组织细胞，而 CO_2 则由组织细胞扩散至动脉血。经过组织换气，动脉血又变成了静脉血。正常情况下，呼吸膜的厚度极薄，不到 $1\mu m$，对气体的通透性很大，因而气体容易扩散。在肺炎和肺水肿等情况下可使呼吸膜增厚，气体的交换速度随之减慢。气体的扩散速度与呼吸膜面积成正比，成人安静时，肺泡的总扩散面积约为 $40m^2$，运动时，随着肺毛细血管开放的数量增加，扩散面积可达 $70m^2$，使气体的交换速度明显增快。而在肺气肿、肺实变或肺不张等疾病时，肺泡扩散面积减少，气体的交换速度也会减慢。

第二节　肺部超声检查的原则和方法

一、肺部超声总论

很长一段时间以来，超声医学界普遍认为，肺部是超声检查的盲区。在 20 世纪 90 年代，法国重症医学家将超声检查引入急诊和重症医学的工作中，研究超声技术在肺部疾病诊断中的应用，取得了开创性的成绩。2010 年后，肺部超声检查迅速发展，并在重症监护病房内广泛应用，逐渐成为不可或缺的诊疗手段。2012 年，国际肺部超声联合会（International Liaison Committee Lung Ultrasound）达成了肺部超声国际共识，来自欧美的 30 多位专家认为肺部超声能准确的诊断气胸、肺水肿、肺实变和胸腔积液，且其准确性和敏感性高于传统的 X 线。目前，肺部超声逐步广泛应用于肺部疾病、血流动力学障碍等的诊断和治疗中。

（一）肺部超声检查是急重症超声检查的中心环节

这个中心环节体现在：①肺是维持氧供的重要器官，是急重症患者首要关注点之一；②肺是急重症患者全身性病理生理紊乱及炎症反应首要累及的器官之一，因此是急重症患者首要检查的靶器官；③心肺不分家，肺的累及程度也是循环系统的损害程度的重要风向标。因此，肺部超声检查是评估急重症超声的中心环节。从以肺超声评估诊断急性呼吸窘迫综合征病因的床旁急诊肺部超声（bedside lung ultrasound in emergency，BLUE）草案到扩展为以肺超声为核心的液体管理肺超声管理补液治疗方案（fluid administration limited by lung sonography，FALLS）方案再到休克管理急诊系列扫描评估（sequential emergency sonographic assessment of mechanism or origin of shock of indistinct cause，SESAME）方案，这些重要的急重症患者诊断与治疗的方案都离不开肺部的超声检查。

（二）肺部超声检查的主要内容

肺部超声检查是通过选择有代表性的部位进行检查，然后以该部位的超声征象来反映该部位的病变或病理生理改变，并将各部位的情况进行整合分析形成整体肺部表现，以诊断肺部疾病。在检查部位上重点是掌握 BLUE 点扫查、PLAPS 点扫查和膈肌点扫查。肺部疾病的超声诊断主要是依据十大超声征象。分别是"蝙蝠征"、"胸膜滑动征"、A 线（A 线征）、"沙滩征"与"平流层征"、B 线与"火箭征"、肺实变征（C 线，支气管充气征）、"肺点征"与胸膜线异常、肺搏动征、E 线征与 Z 线征、胸腔积液与"正弦波征"。

二、肺部超声成像原理

（一）肺部气液比改变是超声诊断肺部疾病的基础

肺部同时存在气体和液体，气体阻碍超声波束的传播，而液体则有利于声束的传播。正常人肺部的气液比大约为 0.98，超声难以在其介质中传播，因此难以对肺部整体成像，只能显像胸膜。而不同的肺部疾病，所含的气液比是不同的，其声像图特点也是不同的，临床上则可以利用不同的声像图特点对各种肺部疾病进行识别。如胸腔积液的气液比是 0，气胸的气液比是 1，肺部实变的气液比小于 0.5。肺含气量更多时，肺内常常形成伪像，我们可以通过伪像来推断肺内病变。肺含气量逐渐消失时，肺超声就能显像肺部结构，从而直接观察到肺部病变。

（二）超声伪像

肺部超声的伪像是超声波在传播的过程中声束被空气和骨骼等阻挡而形成。通常表现为垂直或水平的图像，如肺部超声的 A 线为平行于胸膜的伪像，B 线为垂直胸膜的伪像。

1. 混响效应　肺部超声检查时，当探头垂直于胸膜的曲面时可以清晰地看到 A 线图像。A 线是超声波束在高反射的胸膜线和探头之间来回反射产生的混响伪影，它是与胸膜线平行等距的高回声线。

2. 振铃效应　振铃效应是声束在传播过程中，遇到一层薄的液体层，且液体下方有较强的声反射界面，形成内部混响，其后产生很长的强回声，似"彗星尾"。肺超声的 B 线就是典型的振铃效应。

三、肺部超声检查

（一）探头

肺部超声检查时常选用低频凸阵探头或相控阵探头，以对胸部深层结构进行探查。对小儿、消瘦患者，或主要对胸膜线及浅表部位进行分析时，也可以选择高频线阵探头。扫查时，探头可以垂直肋间隙放置，进行纵切面扫查；探头也可以平行肋间隙放置，进行横切面扫查。

（二）肺部超声的主要征象

1. 胸膜线和 A 线　胸膜线是由脏胸膜和壁胸膜的界面回声反射所形成的，在超声下显示为规则、光滑的线状高回声，位于上下两根肋骨之间。在标准成人，肋骨线下 1cm 内可见胸膜线，在前胸部，两者距离较近，在后胸壁，距离稍远一些。超声探头纵向扫查时，上肋骨、胸膜线、下肋骨形似迎面飞来的蝙蝠，此即为"蝙蝠征"（图 8-2）。"蝙蝠征"是肺部超声检查的标准征象，有助于对胸膜线的识别。胸膜线的正常厚度不超过 0.5cm。当胸膜线增厚、粗糙或不规则时为异常。

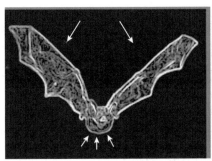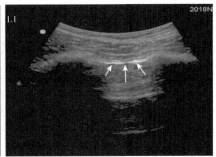

图 8-2　"蝙蝠征"

两肋骨影及上方相当于蝙蝠的翅膀，胸膜线相当于蝙蝠的腹部

A 线是由胸膜-肺界面的巨大声阻抗差异所形成的多重反射而产生的。超声表现为与胸膜线平行的单条或多条高回声线，其亮度随深度增加而衰减（图 8-3）。A 线位于胸膜线的下方，各线之间的距离等于皮肤到胸膜线之间的距离。A 线提示含气良好的肺组织或游离气体，可见于正常肺组织或气胸。

2. B 线　正常肺组织充满气体，声波完全反射，超声下只能看到胸膜线和 A 线。当肺泡内或肺间质存在液体或分泌物时，可使声波传播而形成伪影，即 B 线。B 线具有以下特点：①呈激光束样直达扫描屏幕边缘，形似"彗星尾"；②起源于胸膜线，与胸膜线垂直；③呈线样高回声，长而无衰减；④消除 A 线，即有 B 线存在时就无 A 线，与肺滑动同时运动；⑤每一扫查平面可存在多条 B 线或 B 线呈散在分布（图 8-4）。正常成人或儿童，在超声下看不到 B 线，但由于胎儿的肺富含液体，新生儿在超声下常可以见到少许 B 线。成人久卧之后在低垂部位也能看到少许 B 线，一般少于 3 条。

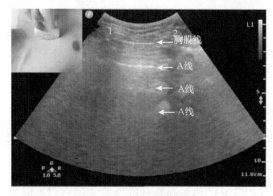

图 8-3　胸膜线和 A 线

胸膜线与肋骨下沿齐平的高回声线，A 线是与胸膜线平行的等距的高回声线

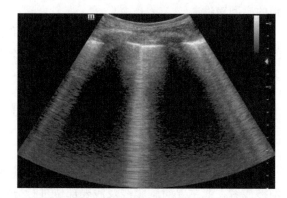

图 8-4　B 线

B 线是由胸膜线发出，并随胸膜线移动的不衰减的高回声伪影

当每个"蝙蝠征"内有 3 条或 3 条以上的 B 线时称为"肺火箭征"。"火箭征"与肺间质综合征相关，尤其是肺水肿前期的间质性肺水肿。B_7 线是指当 B 线以两个小叶间隔之间的距离（7mm）分隔开时形成的，又称间隔火箭。当 B 线以 3mm 的距离分隔开时称为"磨玻璃征"，即 B_3 线。在 BLUE 草案中，只有在前侧胸的肺探及"火箭征"才具有诊断意义。后侧胸肺间质的改变有可能是由于重力原因导致坠积性改变，因而不考虑有诊断价值。如果肺野的六个区域均表现为密集的 B 线，A 线消失，即为"白肺"，为严重肺泡-间质综合征的表现，是肺间质和肺泡存在大量液体所致。

3. "肺滑动征"　在二维实时超声下，在胸膜线处可探及脏层胸膜相对壁层胸膜随呼吸运动来回滑动，即"肺滑动征"。"肺滑动征"是肺组织的正常征象，若"肺滑动征"消失，需高度怀疑气胸的发生。但"肺滑动征"消失不一定都是气胸，也可能是肺不张、肺纤维化、炎症性粘连及呼吸、心搏骤停等疾病。

4. 支气管充气征　支气管充气征是指在实变的肺组织内出现的点状、线状或管状的高回声影（图 8-5），分为动态和静态。动态支气管充气征指实变肺组织内的气体高回声随呼吸运动而出现移动距离>1mm 的征象。若实变肺组织内出现动态支气管充气征，再加上"肺搏动征"可以作为判定肺炎的重要影像证据，并可排除梗阻性肺不张。静态支气管充气征，又称支气管液相，是因为肺不张或近端支气管阻塞而产生的静止的支气管内充气征象，常见于肺不张（图 8-6）。

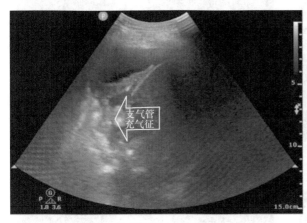

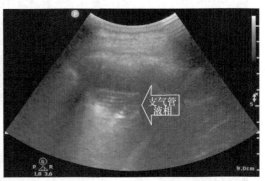

图 8-5　动态支气管充气征　　　　　图 8-6　静态支气管充气征

5. 肝样变和"碎片征"　肺实变时超声下呈现肺实性组织征。由于含气的肺泡组织被液体充填或肺泡塌陷，肺内气体减少，超声下形似实性样组织改变。大片肺实变时，超声下肺组织区域出现肝样回声，称"肝样变"（图 8-7）。小片肺实变或实变的肺组织与周围肺组织交界处形成碎片样的不规则回声，好像一片撕下的破布，称为"破布征"，也叫"碎片征"（图 8-8）。

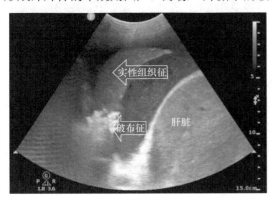

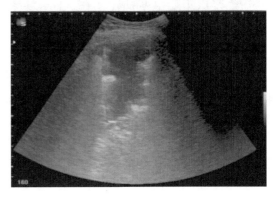

图 8-7　"肝样变"　　　　　　　　图 8-8　"碎片征"

6. "四边形征"与"正弦波征"　胸腔积液时，二维超声下可以清晰地看到胸腔内液性无回声区，表现为"四边形"征象（图 8-9）。"四边形征"由脏层胸膜、壁层胸膜及上下两根肋骨的声影构成。胸腔积液可随呼吸运动而发生节律性的变化，在 M 型超声扫描上表现为"正弦波征"（图 8-10）。脏层胸膜和壁层胸膜间距随呼吸而变化，表现为吸气相降低，呼气相增加的循环变化。

7. "海岸征"与"平流层征"　"肺滑动征"在 M 型超声扫描下表现为胸膜线上与其平行的回声线和胸膜线下均质的颗粒状声影，形似沙滩样或海岸样，称"海岸征"或"沙滩征"（图 8-11），为正常肺组织征象。当"肺滑动征"消失，M 超声扫描下胸膜线上下表现为粗细不等、平行排列的回声线，颗粒状声影消失，称之为"平流层征"或"条码征"（图 8-12）。"条码征"多见于气胸、肺不张、胸膜粘连等疾病。

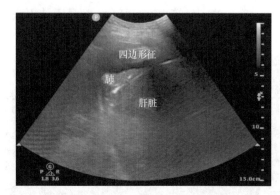

图 8-9 "四边形征"

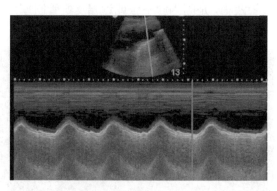

图 8-10 "正弦波征"

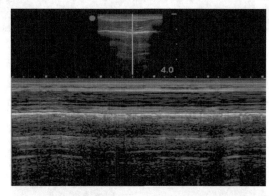

图 8-11 "海岸征"

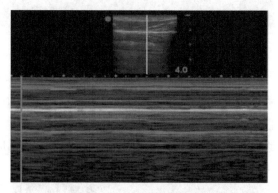

图 8-12 "平流层征"

8. 肺点 肺点是指正常肺与胸腔内游离气体交界处的动态征象，对气胸的诊断具有高度特异性。可以根据肺点位置初步判定气胸范围，指导治疗。肺点位置在 M 型超声扫描下表现为"海岸征"和"平流层征"交替出现，其交点即为肺点。

9. A 线征与 E 线征 当肺野内的 A 线明显增多且明亮聚集时，称为 A 线征，常出现于气胸。E 线征是皮下气肿时产生的振铃效应，与 B 线征类似，但并非起源于胸膜线，而是起自于皮下组织或其他位置，此时看不到"蝙蝠征"和 A 线。

10. 肺搏动征 肺搏动是心脏的跳动通过不张的肺组织传导至胸膜，引起胸膜线的震动，此时，肺滑动征消失。肺搏动是完全性肺不张早期的诊断征象。肺搏动征与动态支气管充气征一起，用于鉴别梗阻性肺不张与肺炎，以及排除气胸。梗阻性肺不张患者有肺搏动征，但未伴有动态支气管征充气，而肺炎实变的患者通常可见肺搏动征和动态支气管充气征。

第三节 肺部超声检查方案与应用

有学者将 CT 与肺部超声检查进行了对比，显示肺部超声除了在诊断隐匿性气胸的敏感性为 79%之外，对其他常见肺部疾病的诊断敏感性及特异性也很高，其诊断效能可以与 CT 相媲美。临床上常见的肺部超声检查方案有床旁急诊肺部超声草案（BLUE）、肺超声管理补液治疗方案（FALLS）和急诊系列扫查评估（SESAME）方案。床旁超声能对呼吸和循环状况做出准确、及时的评估，从而尽早协助诊断与治疗，赢得抢救时间，在围术期及危急重症中显得尤为重要。

一、床旁急诊肺部超声检查草案（BLUE）

BLUE 草案对于重度呼吸困难及呼吸衰竭的诊断具有重要价值。BLUE 草案将左、右胸部各分成四个区域，分别由四个检查点来反映该区域的情况，即上蓝点、下蓝点、PLAPS 点、膈肌点（图 8-13）。各检查部位可由"BLUE 手"界定。"BLUE 手"即参照患者手掌大小，将两手掌并列平行放置（两拇指叠加）于被检者的前胸部，指尖达正中线的位置，头侧手小指尺侧缘位于锁骨下缘，脚侧手小指尺侧缘的位置相当于肺的前下界。上蓝点位于头侧手的第 3指与第 4 指之间指根处，对应肺上叶或肺尖部。下蓝点位于脚侧手的手掌中央，对应肺中叶或舌叶。PLAPS 点是腋后线和下蓝点横向延长线的交叉点，对应肺下叶。脚侧手小拇指尺侧缘的位置即为膈肌线的位置。膈肌线的延长线与腋中线的交点为膈肌点。对于需俯卧位手术的患者，可以在背部肩胛线与脊柱旁之间的区域扫查肺组织，该区域称为后蓝点。BLUE 草案中的四个点和后蓝点称为 BLUE-plus 草案。

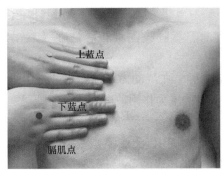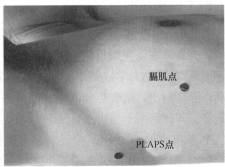

图 8-13　BLUE 方案检查定位

（一）BLUE 草案的常见表现

1. A 表现　A 表现的定义为双侧胸部 A 线阳性征，也就是肺野内的 A 线明显增多，明亮密集，同时肺滑动存在。A 表现常见于 COPD、哮喘或者肺栓塞。

2. B 表现　B 表现的定义为弥漫性双侧前胸部"肺火箭征"，即 B 线增多（每个肋间在 3条以上），同时"肺滑动征"存在。但需注意只有在前侧部分的肺探及"火箭征"才有诊断意义。这与肺间质综合征相关，特别是肺水肿前期的间质性水肿，后侧肺间质含水量增加有可能只是卧床太久由重力原因所产生的，诊断价值不大。

3. C 表现　C 表现的定义为胸膜线不规则增厚，不计范围与数目。该表现表示胸部肺实变。

4. A/B 表现　A/B 表现是指一侧胸部 A 线阳性征，另一侧 B 线阳性征。

5. A′表现　A′表现的定义为双侧前胸部弥漫性肺 A 线阳性征伴"肺滑动征"消失，多见于气胸。

6. B′表现　B′表现的定义为双侧前胸部弥漫性"肺火箭征"伴肺滑动消失，多见于肺炎。

7. C′表现   C′表现的定义为胸膜线不规则增厚伴"肺滑动征"消失,不计范围与数目,同样表示胸部肺实变。

8. PLAPS   定义为在 PLAPS 点或扩展的 PLAPS 点出现"碎片征"、组织样变征或 C 征象,表示为后侧肺实变或包裹性积液。有研究分析,PLAPS 点可检测到 90%的肺实变。

(二)BLUE 草案的检查流程

为了能在短时间内达到对肺部疾病较高的诊断准确率,Lichtenstein DA 等强烈建议首先检查患者的前胸部,即上蓝点和下蓝点两区域,以判断前胸部"肺滑动征"是否存在。通过这一征象的检查快速判断气胸是否存在。如前胸部无滑动征,同时存在 A 线征及肺点征,则考虑气胸;如无滑动征,存在 A 线征,但无肺点征,则考虑隐匿性气胸;如两区域存在"肺滑动征",则排除气胸。"火箭征"的存在提示患者存在肺间质综合征。B′表现、A/B 表现或 C 表现则提示肺炎的可能。如果排除静脉血栓,则应进行后侧胸部,即 PLAPS 点的检查。如果 PLAPS 存在,即患者同时存在"肺滑动征"、A 征象和 PLAPS,则考虑肺炎;若无 PLAPS 存在,则考虑 COPD 或哮喘。

(三)BLUE 程序的应用价值

1. 快速判断严重呼吸困难的病因   快速判断严重呼吸困难和急性呼吸衰竭的病因是 BLUE 草案最重要的临床应用价值。

2. 鉴别诊断血流动力学性肺水肿和渗透性肺水肿   血流动力学性肺水肿是由于肺内血管静水压升高,液体漏出,沿着小叶间隔流动,并可对抗重力作用,进而达到前胸壁,在超声上表现为火箭征。同时,由于漏出液是一种润滑剂,并不影响肺活动,因而肺滑动征存在。这就构成了 BLUE 草案中的 B 表现。相反,在渗透性肺水肿中渗出的液体并不能对抗重力作用,只能流向后侧胸部,即 PLAPS 点,因此,在前胸部的上蓝点不常探及"火箭征"。此外,渗出液,尤其是炎性渗出液,常常造成胸膜粘连,导致"肺滑动征"的消失。因此,B 表现是血流动力学性肺水肿和渗透性肺水肿的鉴别要点。

3. 减少其他不必要的检查   BLUE 诊断程序的建立保证了肺部重症超声的诊断准确率,使临床医师接受将肺纳入超声检查的一个靶器官,拓展了重症超声学科的检查范围。同时,肺部重症超声的技术和研究进展增加了临床医师可选择的检查范围,降低了临床对其他检查的依赖,包括 CT、超声心动图和动脉血气分析等。

二、肺超声管理补液治疗方案(FALLS)

急性循环衰竭(acute circulatory failure, ACF)是指由于失血或细菌感染等多种原因引起的急性循环系统功能障碍,以致氧输送不能保证机体的代谢需要,从而引起细胞缺氧的病理生理状况。休克是急性循环衰竭的临床表现,常导致多器官功能衰竭,并具有较高的病死率。FALLS 程序对于临床急性循环衰竭的治疗具有重要价值。在临床治疗中,FALLS 程序有助于评估患者的病情,准确判断患者是否需要进行补液以及补液是否过量。

(一)FALLS 方案常见征象

1. A 优势表现   A 优势表现包括以下两种情况:①A 表现(双侧胸部 A 线阳性征);②A/B

表现（即一侧胸部 A 线阳性征，另一侧"火箭征"阳性）。

2. B 优势表现 B 优势表现是指双侧胸部"火箭征"阳性。

（二）FALLS 程序检查流程

1. 心脏超声检查 检查有无心包积液，判断是否有心包填塞；测量右心内径及观察肺动脉，判断是否有肺动脉梗死；测量左心室的收缩功能。

2. 肺部超声检查 观察双侧胸部 BLUE 点有无 A 表现和肺点征等，判断是否存在气胸。如患者无心脏压塞、肺栓塞和气胸，可排除梗阻性休克。如存在 B 表现，提示存在肺水肿，结合心脏收缩功能降低考虑左心衰竭引起的心源性休克，少数为肺部感染引起的败血症；如果心脏收缩性正常且不存在 B 表现，则可排除心源性休克。在排除梗阻性休克和心源性休克后，应观察患者的肺是否存在 A 线。如心脏收缩性正常，存在 A 优势表现时表示患者肺部少灌注，称为 FALLS 响应，考虑进行补液。通过补液，若患者的循环衰竭得到改善，考虑为低血容量性休克；若循环衰竭未改善，且 A 优势表现转变为 B 优势表现，则提示患者可能为分配失调性休克，考虑暂停补液并应用血管活性药物。

（三）FALLS 方案的应用价值

1. 快速判断急性循环衰竭类型 快速判断急性循环衰竭的类型是 FALLS 方案最重要的临床应用价值。研究表明，临床上的急性循环衰竭主要有包括梗阻性休克、心源性休克、低血容量性休克和感染性休克。熟练掌握 FALLS 程序的两个征象并认真分析，就可以对急性循环衰竭的类型进行快速判断。

2. 指导补液治疗 研究表明，在急性循环衰竭的患者中，采用 A 优势表现预测肺动脉楔压≤18mmHg 的特异性达 93%，阳性预测值达 97%。出现 A 优势表现的患者称为 FALLS 响应者，应接受补液治疗。在补液治疗时，如休克好转，临床症状消失，但超声显示仍为 A 优势表现，可以终止补液治疗。如果补液时休克无明显好转，肺部超声显示由 A 优势表现转为 B 优势表现，表明肺动脉楔压>18mmHg，称为 FALLS 终点，提示应停止补液治疗。B 优势表现的出现预示患者的液体负荷过重，其诊断肺动脉动力性肺水肿的敏感性和特异性分别为 97% 和 95%。

三、肺超声检查与急诊系列扫查方案（SESAME）

休克是机体有效循环血容量减少、组织灌注不足、细胞代谢紊乱和功能受损的病理过程。它是一个由多种病因引起的综合征。各种病因引起的休克临床表现十分相似，区分休克的机制和病因对于休克的纠正至关重要。临床上根据休克发生的始动特点将其分为三大类，包括低血容量性休克、分布性休克（或血管扩张性休克）、心源性休克。应用 SESAME 方案筛查可使休克得到正确的诊断和处理。将 SESAME 步骤与病史采集及初始化的基本化验一起作为休克患者处理中的三大基本要素，其目标是在对患者进行更为复杂的检查前就能尽早获得准确的判断。

（一）超声扫查流程

1. 首先扫查 BLUE 点 如各个检查部位均出现肺滑动征，则可排除气胸。不同的肺部超声征象组合分别与不同的疾病相关：A 表现合并 PLAPS 考虑肺炎，合并静脉血栓考虑肺栓塞，

A'表现合并肺点考虑气胸，A/B 表现考虑肺炎，B 表现考虑肺水肿，B'表现考虑肺炎，C 表现考虑肺炎。

2. 急诊心脏超声扫查　存在大量心包积液提示心脏压塞，如发现塌陷征，则更支持诊断；如果右心扩张，则应进一步寻找静脉血栓；如能看到左心室过度收缩，则提示需要补液治疗，如收缩减弱，提示需要强心治疗；如果伴有肺部 B 征象，提示心源性休克可能。

3. 快速排除内出血　即快速扫查腹腔、胸腔、盆腔和胃肠腔等可能存在的积液或者血凝块。

4. 深静脉扫查　在行静脉扫查时为了节约时间，可根据病史指引扫查部位，比如右腿疼痛或者肿胀，提示扫查从右侧股静脉开始，右侧股静脉置管同样也提示扫查从右侧股静脉开始。

5. 综合分析，进一步重点检查　若快速扫查并不能为临床提供什么有价值的信息，则需要根据实际情况进一步扩展所观察的内容。

（二）SESAME 流程的应用价值

1. 心源性休克　如有持续存在的 B 表现和左心室收缩功能降低，则可以做出心源性休克的诊断。需要注意的是血流动力学肺水肿和急性呼吸窘迫综合征（ARDS）的鉴别。单纯的血流动力学肺水肿不会出现 B'表现、A/B 表现和 C 表现。

2. 低血容量性休克　典型的声像图是 A 优势表现、心室收缩增加和腔静脉扁平。SESAME 步骤发现身体某处存在积液，则支持诊断低血容量性休克。

3. 梗阻性休克　常见的有心包压塞、肺栓塞和张力性气胸。发生心包压塞时可以见到心脏被大量积液包绕，实时观察可见一个或多个心腔舒张期存在塌陷征，尤其右心室塌陷征是提示心脏压塞最有用的超声征象之一，同时可在超声定位实时引导下安全进行心包穿刺引流。正常的肺超声表现、右心衰竭征象合并深静脉血栓应高度怀疑肺栓塞。若超声检查发现肺动脉增宽和肺动脉高压，则更支持肺栓塞的诊断。发现肺动脉内血栓可作为诊断的直接证据。气胸表现为肺滑动征消失和肺点存在，B 线消失，A 线取而代之。

4. 分布性休克　血管收缩和舒张异常所导致的血流分布异常是分配失调性休克早期低血容量状态的根本原因。单纯的容量补充能够纠正低血容量性休克，而无法纠正分配失调性休克。感染性休克是分布性休克最常见的病因。根据病程即病因，肺部表现多样，从正常、B 表现、B'表现、C 表现、A/B 表现到 PLAPS 均可出现。过敏性休克表现包括肺部 A 表现、左室过度收缩及静脉过度充盈等。

四、肺部超声检查的常用方法

（一）急诊扫查方法

先扫查右肺的上蓝点，打出"蝙蝠征"，确认"肺滑动征"是否存在（4s）。其次观察肋间隙，看是否有平行排列的 A 线（2s）以及是否存在 B 线（3s），同时查看有无其他提示异常的超声征象。然后依次分析下蓝点、膈肌点和 PLAPS 点。以同样方法检查左肺。所有过程耗时约 3min。

（二）常规扫查方法

一般以胸骨旁线、腋前线、腋后线、脊柱旁线将每侧肺分为前、侧、后 3 个区域，每个区域再均分为上下 2 区，双肺共分为 12 区，称之为 12 区分方案。在进行常规肺部超声检查时，需要对两侧肺的各个区域进行扫查，包含横向扫查（探头与肋间隙平行）和纵向扫查（探头和肋骨垂直）。其中以纵向扫查最为重要和常用。

肺的体积较大，且受气体和骨骼的干扰，因此应该按照上述肺部检查的方法和程序进行，以便全方位、有效地发现肺部异常。肺部病变的声像图表现较为简单，只要认识和掌握上述肺部主要征象，就可以较为准确的解读疾病。当然，伪像只能提示胸膜下浅表的病理生理变化。同时，肺部疾病的病因多种多样，常需结合临床表现、生化检查、血气分析、肺功能检查以及X线、CT、MRI、穿刺活检等检查。综合分析，才能对肺部疾病做出完整、正确的诊断。

第四节　肺部超声常见临床应用

肺部超声形成的机制，充分阐述了肺部病变的病理生理变化。A线是气体的标志，可以是生理性，也可以是病理性的，如气胸、肺大疱。肺火箭征表示肺间质综合征，可以是肺水肿，也可以是肺间质纤维化。肺滑动消失表示脏层胸膜和壁层胸膜失去相对运动，常见于气胸（气体使脏层胸膜和壁层胸膜分开）、肺炎（胶冻样渗出液将肺黏附于胸壁上）等。通常气胸位于前胸壁；肺炎可能沿肺叶分布，肺水肿位于后胸壁。下面介绍几种常见临床肺部疾病的超声表现。

一、肺部超声与肺炎

肺炎使肺部产生炎症渗出，肺泡逐渐被液体充填，液体性状从渗出液过渡至脓液。肺组织水肿使肺间质厚度增加，形成间质综合征，渗出液充填肺泡腔，炎症透过脏层胸膜，炎性渗液进入胸膜腔。肺炎在超声下有四种征象：B′表现、C表现、A/B表现和A-no-V-PLAPS征。B′表现是由渗出所导致的炎性粘连引起肺滑动消失，产生急性胸膜粘连，在大面积肺炎和ARDS中较常见。漏出液是一种润滑剂不会影响肺滑动，而渗出液则是一种生物胶。C表现提示肺实变，肺炎产生的肺实变可见于任何部位，不依重力分布（图8-14）。A/B表现是肺炎病变部位多样性，分布不对称性的体现。A-no-V-PLAPS征是A表现，不伴深静脉血栓和肺泡-胸膜综合征的总称，"A"为无气胸、无肺水肿，"no V"指不是肺栓塞，"PLAPS"指不是COPD或哮喘。肺部感染种类不同，其肺部超声的表现也各不相同。局灶性病变通常表现为肺实变，在肺部超声上表现为"组织样征"或者"碎片征"；而弥漫性病变通常表现为肺间质综合征。

二、肺部超声与急性肺水肿

急性肺水肿是指肺组织血管外液体异常增多，液体由间质进入肺泡，甚至呼吸道出现泡沫状分泌物。急性肺水肿分为四类：一是急性心源性水肿；二是非心源性肺水肿，包括高静水压性肺水肿，高通透性肺水肿，血浆胶体渗透压降低与肺水肿，肺淋巴回流受阻与肺水肿，负压性肺水肿与复张性肺水肿；三是其他急性肺水肿，包括神经源性肺水肿，高原性肺水肿，淹溺性肺水肿，尿毒症性肺水肿，氧中毒性肺水肿；四是与麻醉相关的肺水肿，包括麻醉药过量，呼吸道梗阻，误吸，肺过度膨胀。在临床上最常见的是急性心源性肺水肿、高静水压性肺水肿和高通透性肺水肿。高静水压性肺水肿通常指液体超负荷。高通透性肺水肿，包括 ARDS 和任何感染引起的炎症综合征。急性心源性肺水肿和静水压升高性肺水肿产生压力性渗出，在超声上表现为出现"肺火箭征"而不会破坏肺滑动，经治疗后 B 线消失。高通透性肺水肿产生非压力性渗出液，超声上常见肺滑动受损且前胸壁有不规则"肺火箭征"，以及散在分布的肺实变区域（图 8-15）；可表现为两侧不对称的"肺火箭征"（A/B 表现）、静止的"肺火箭征"（B′表现）、伴随微弱前胸壁肺泡改变（C 表现）、前胸壁无"肺火箭征"（A-no-V-PLAPS）。

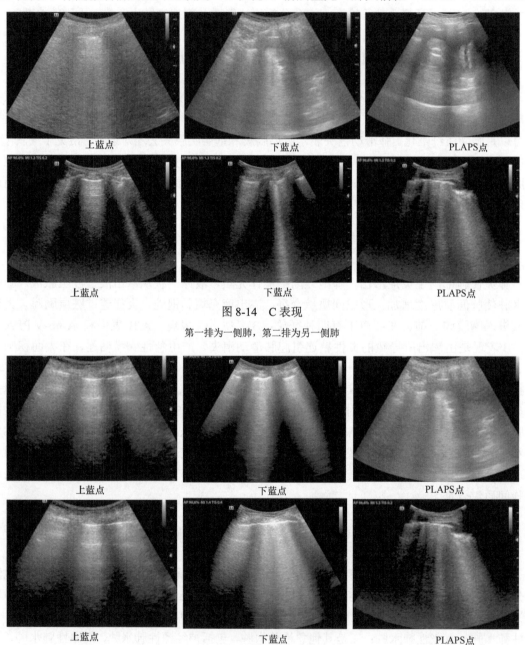

图 8-14　C 表现

第一排为一侧肺，第二排为另一侧肺

图 8-15　高通透性肺水肿

第一排为一侧肺，第二排为另一侧肺

三、肺部超声与肺不张

肺不张是指肺部的空气减少，肺组织出现了局部的塌陷。由于肺泡内气体吸收，肺不张通常伴有受累区域的透光度降低，邻近的肺血管、支气管和肺间质向不张区域聚集，有时可见肺泡腔实变，其他组织代偿性肺气肿。肺不张分为两种类型：一类是阻塞性肺不张，一般见于黏液痰栓、肿瘤、肉芽肿和异物导致的支气管腔内阻塞。超声表现为肺容积减少和静态支气管充气征或无支气管充气征。另一类是压迫性肺不张，一般是胸腔内有病变，如胸腔积液、胸腔内肿瘤等引起。超声表现为肺容量减少且肺叶在胸腔积液中漂动（图 8-16）。

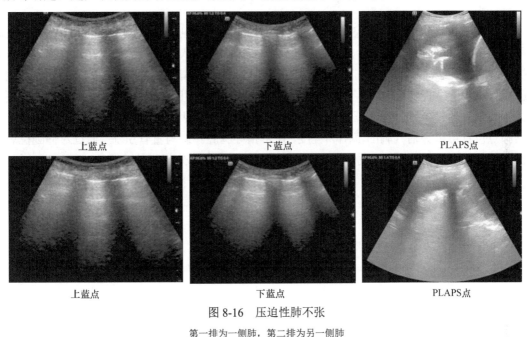

上蓝点	下蓝点	PLAPS点
上蓝点	下蓝点	PLAPS点

图 8-16　压迫性肺不张

第一排为一侧肺，第二排为另一侧肺

四、肺部超声与胸腔积液

胸腔积液是指液体积聚于胸膜腔内。大多数液体能无衰减地传播声波，因此超声能清晰地看到液体的边界和压缩不张的肺组织。确认胸腔积液，应注意以下三点：①解剖边界：识别膈肌、膈下器官（肝脏或者脾脏）、胸壁和肺；②无回声区：特有解剖边界环绕的相对无回声区是积液；③动态变化：明确有无回声暗区的特征，包括积液区内肺脏随呼吸而出现的"水母"征和膈肌的移动。胸腔积液性质不同，超声表现也不同。漏出液几乎都是无回声的，渗出液可见碎片、条索或分隔。胸腔积液的一个动态标志是心脏或呼吸运动时积液区内碎片漂浮形成的"浮游生物征"。包裹性胸腔积液通常出现在非重力依赖区，不随体位的变化而移动。胸腔积液主要征象是"四边形征"、"水母征"、"正弦波征"。

五、肺部超声与肺栓塞

肺栓塞是指栓子堵塞肺动脉引起的肺循环障碍。肺栓塞最常见的病因是静脉血栓形成，栓子通常来源于骨盆和下肢。急性肺栓塞的超声检查涉及心脏、下肢深静脉及肺三部分。心脏和下肢深静脉的超声检查，在其他章节中描述。急性肺栓塞由于导致肺动脉血流减少，一般肺部超声多存在正常的肺滑动征，以 A 线为主的 A 征象。但若肺部存在基础疾病，如感染、间质改变，也可观察到 B 征象。若栓子引起局部肺梗死，肺组织缺血坏死塌陷，则主要表现为胸膜下实变，包括延展至胸膜的低回声肺组织区域，可能表现为楔形，圆形或多边形，大多位于右肺下叶。胸膜可能表现为不规则，伴有局部或基底部胸腔积液。总体而言，肺栓塞较难以肺超诊断，主要结合心脏超声及其他检查。

六、肺部超声与气胸

气胸是指空气积聚于胸膜腔内。胸壁或肺创伤引起者称创伤性气胸，肺组织自行破裂引起者称为自发性气胸，因诊断或治疗将空气注入胸膜腔内者称人工气胸。超声诊断气胸十分方便快捷，敏感性优于床旁胸片。气胸在超声上主要表现为：肺滑动征消失，B 线征消失，A 线征和肺点。肺点是诊断气胸的确认性征象，可在气胸与正常肺组织交界处查得。肺点在二维超声模式下表现为异常位置肺滑动征消失，在 M 超声模式下表现为平流层征和海岸征交替出现。根据肺点位置可以评估气胸的范围和程度，还可指导胸腔穿刺与置管引流。通过对仰卧位患者前侧胸壁的扫查，四个主要征象结合起来，可以完成绝大部分气胸的诊断。

（张　丽　杨宇焦）

第九章 胃部超声在围术期的应用

与超声诊断不一样，围术期胃部超声主要用于检测胃部容量与性状，以评估围术期反流误吸风险。术中胃内容物反流误吸是一种发生率较低但后果非常严重的并发症，在过去的几十年里其发生率未见明显的改变，各种外科手术中其发生率一般在 0.1%～19%。肺误吸胃内容物是气道管理事件中最常见的死亡原因，在所有麻醉相关死亡中占 9%。发生误吸主要的危险因素之一就是胃内容物，误吸物的量，性质（液体、颗粒状、固体）以及酸度均与患者的预后密切相关。近年来，作为快速康复外科的重要组成部分，禁食禁饮指南有了较大的修订，与传统禁食禁饮理念不同，其推荐择期手术术前 2h 可以口服软饮料。在这种新理念下，加之胃排空障碍患者的增加，为了防止反流误吸，胃部容量和性质的评估显得尤为重要。所以，胃部超声作为围术期超声的重要组成部分，通过对胃内容物性质和量的评估在围术期安全中起着重要作用。

一、解 剖 基 础

（一）胃的位置

胃的位置常因体位、体型、呼吸和胃的内容物多少而变化。胃在中等充盈时大部分位于左季肋区，小部分位于腹上区。胃的前壁在右侧与肝左叶贴近，在左侧与膈相邻，为左肋弓所掩盖，介于肝左叶和左肋弓之间的胃前壁直接与腹壁相贴，胃后壁与胰腺、横结肠、左肾、左肾上腺相邻，胃底与膈、脾脏相邻。胃窦位于剑突下方，在不同张力的情况下，胃窦位置相对固定，位于剑突下方，胃窦横截面积随胃容量增大而增大，因此，胃窦横截面常用于围术期超声评估。

（二）胃的形态与分部

胃是消化管最膨大的部分，上连食管，下续十二指肠。其大小和形态因胃充盈程度、体位以及体型等状况而不同。成人胃容量约 1500mL，胃除容纳食物和分泌胃液外，还兼有内分泌功能。胃有上下两口，大、小两弯和前后两壁，可分为四部（图 9-1）。胃的上口称贲门，接食管；下口称幽门，通十二指肠。胃小弯，相当于胃的右上缘，自贲门延伸到幽门，胃大弯起始于贲门切迹，此切迹为食管左缘与胃大弯起始处所构成的锐角，胃大弯起始部凸向左上方，大部分凸向左下方。胃分为四部，贲门部指胃贲门周围的部分，与胃的其他部分没有明显的界线；胃底指贲门切迹平面以上的部分，其中含有咽下的空气（约 50mL），X 线摄片上可见一气泡，放射学中称之为胃泡；胃体上方与胃底相续，下方在胃小弯为角切迹，在胃大弯无明显界线，一般以胃大弯开始转为近于横向走行处为界，此处与角切迹之连线为胃体与幽门部的分界线；幽门部居胃体下界与幽门之间，在幽门部的大弯侧有一浅沟称中间沟，将幽门部分为左侧的幽门窦和右侧的幽门管，幽门窦通常居胃的最底部，幽门管长约 2～3cm。临床上所称的"胃窦"是幽门窦或包括幽门管在内的幽门部，即为幽门与胃角切迹平面的部分。胃窦的横截面积随着胃容量的增大而增大，因而可以用于胃容量的评估。

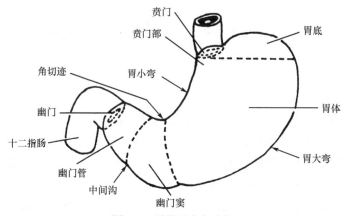

图 9-1   胃的形态与分部

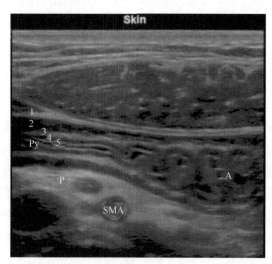

图 9-2   胃壁超声下的分层

1. 浆膜层；2. 固有肌层；3. 黏膜下层；4. 黏膜肌层；5. 黏膜层；
A. 胃窦；P. 胰腺；Py. 幽门；SMA. 肠系膜上动脉

（三）胃壁的结构

胃壁厚度为 4～6mm，在禁食状态下应用高频探头可以清楚获得胃壁超声显像，其解剖特点可用于区分胃和其他空腔脏器。一般进行长轴扫描进行胃壁结构观察。胃壁从外到内分为 5 层（图 9-2），依次为①浆膜层，超声下对应最外层的强回声线；②固有肌层，超声表现为低回声区，是最厚的胃壁层；③黏膜下层，超声下为高回声；④黏膜肌层，超声表现为低回声条带；⑤黏膜层，超声下表现为强回声的高亮线。

二、操作方法与图像识别

（一）操作前准备

胃超声扫描患者常用体位包括仰卧位、右侧卧位，坐位和半坐位，最佳体位的选择取决于胃截面的成像以及超声显像。研究表明半坐位或右侧卧位为评估胃窦和胃体（胃的远端）的最佳体位。由于重力作用，大部分的胃内容物在右侧卧位或半坐位时积聚于胃的低位区域，如胃窦部。探头一般可选用线阵式、凸阵式及扇形扫描式，成人常采用低频凸阵探头（2～5MHz）及标准的腹部扫描参数，其穿透力可辨别相关解剖学标志；高频线阵探头（5～12MHz）可以用于儿科、体瘦、浅表区域组织或半坡卧位患者获得详细的胃壁结构。

（二）操作方法

在剑突下偏右侧可以检测胃窦部，在左侧肋缘下可检测胃体。可以采用长轴和短轴扫描。临床围术期超声评估胃内容物性状和容量以检测胃窦部为主，标准胃窦部横截面以肝左叶、胰腺、肠系膜上动脉和腹主动脉为解剖标志（图9-3）。

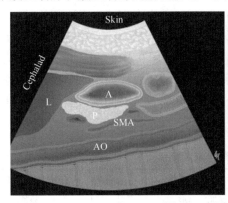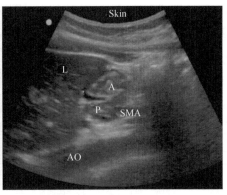

图 9-3　标准胃窦部横截面

A. 胃窦；L. 肝脏；P. 胰腺；SMA. 肠系膜上动脉；AO. 腹主动脉

（三）检查部位与超声图像识别

1. 胃窦部　胃的形态、大小和位置多变，但胃窦位置相对固定，且距离体表较近。在临床实践中无论是胃内容物的性质和量的评估、胃排空能力的监测，还是超声引导下的鼻空肠管的置入，胃窦部超声切面都起着重要的作用。胃窦部是围术期胃部超声检查的最佳区域，可以较准确地评估胃内容物性质和容量。探头选择：成人首选凸阵探头，儿童或消瘦患者可使用高频线阵探头。患者体位：首选右侧卧位（此时胃内容物因重力作用流向胃窦），也可使用仰卧位。探头放置：探头放置于剑突下，上腹部矢状位或旁矢状位扫描，探头标识点朝向头侧。标准切面：以腹主动脉以及肝左叶作为胃窦横切面标志，胃窦位于肝脏和腹主动脉组成的三角内，其他标志包括肠系膜上动、静脉和下腔静脉。

2. 胃体　探头在左上腹部纵向移动扫查，即可显示胃体长轴图像，探头在左上腹部横向移动扫查，即可显示胃体短轴声像图。另一种方法是：可以通过向左肋缘下倾斜探头来进行胃体的超声检查。条件适当时，胃前壁可以始终出现在扫描平面内，从胃小弯伸展到胃大弯，然而胃内的气体经常使得胃后壁模糊，这使得扫描一个完整的胃体横截面变得困难。

3. 胃底　胃底位于左上腹部，膈肌的下方，左肾的前方，脾脏的后方。由于胃底位置较深，以及胸廓的影响，且采用低肋间隙经脾的超声检查方法限制了探头的移动，故较难获得较宽的声窗；此外，气体通常出现在胃底，即便是"空胃"的时候，也会限制整个横截面的超声检查，因此胃底是胃部超声扫描最具挑战性的部分。目前扫描胃底的方法：一种是左侧卧位，经肋间穿过脾脏，但这种方法很少成功；一种是腋中线纵向扫描，胃底通常都有气体，即便是在胃排空的状态下，气体也可以妨碍胃底的观察；此外还可将探头斜置左肋弓下，然后向左后上方倾斜45°以上扫查，肝左外叶脏面有含液胃腔，呈椭圆形，后上方与左侧膈肌紧贴，下前方与胃体上部相连，左侧与脾脏相邻，此断面可完整显示胃底部。

三、胃超声的临床应用

（一）定性评估

胃部超声可以区分胃内容物的性质（如液体、固体），并在胃窦部表现为不同成像特点

（表 9-1）。正常空腹下，排空的胃窦部前后壁彼此贴近，成扁平状，超声下在矢状平面表现为圆形的"靶征"或卵圆形的"牛眼征"（图 9-4A）。当胃内含有清亮无渣液体时，胃壁扩张变薄，胃窦膨胀，形态近似圆形，中间表现为均匀一致的低回声，当低回声液体中混有空气时，表现为低回声液体影夹杂高回声气体影，称为"满天星"（图 9-4B）。当胃内存在黏稠液体（如牛奶）时，胃壁扩张变薄，胃窦膨胀，形态近似卵圆形，超声表现为均匀一致的高回声影。当胃内进食含有固体时，早期进食为"磨玻璃样"改变，随着进食时间延长空气混入，呈混合强回声（图 9-4C）。

表 9-1   胃窦部超声成像特点

	空腹	清亮液体	黏稠液体	固体食物
胃窦形状	扁平，呈现"靶征"或"牛眼征"	膨胀，圆形	膨胀，圆形	膨胀，圆形
胃壁	厚，浆膜层明显	薄	薄	薄
内容物影像特征	无或少量低回声	低回声	高回声	高回声
蠕动	无	有（较快）	有	有（较慢）

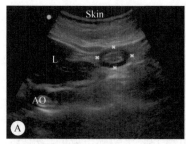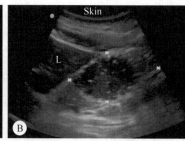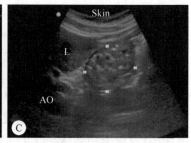

图 9-4   不同状态下胃窦部成像特点

A. 空腹状态下，胃窦部呈"牛眼征"或"靶征"；B. 进水后表现为"满天星"现象；C. 进食固体食物后表现为混合强回声；"×"所示区域为胃窦；L. 肝脏；AO. 腹主动脉

（二）定量评估

1. Perlas 三级评分系统   Perlas 三级评分系统是一种半定量的胃容量评估方法，可用来区分低容量和高容量状态。此方法仅适用于平卧位和右侧卧位时，胃窦部清亮液体的定量评估。0 级：胃窦部在两种体位时均表现为排空状态，显示没有胃内容物；1 级：胃窦部在平卧位时是排空状态，但是在右侧卧位时可见清亮液体，提示有少量的胃内液体；2 级：在平卧位和右侧卧位行胃部超声扫描时均显示胃内有清亮液体，则提示胃处于高容量状态。三级分类法的主要优势是相对容易操作并且与预测胃容量相关较好。

2. 胃窦部横截面积（cross-section area，CSA）   在摄入清水后，胃窦膨胀变圆。当患者由平卧位变为右侧卧位时，由于液体更多地向胃的低垂部位移动，使得胃窦变得更大。研究显示，胃窦部横截面积与胃容量具有良好相关性。胃窦横截面积在右侧卧位时测量值与胃容量相关性较平卧位时更好。常用胃窦部横截面积的计算方法有双直径法和描记法（图 9-5）。

（1）双直径法   胃窦部横截面积可以通过测量胃窦前后径（AP）和头尾径（CC）来获得。CSA=（AP×CC×π）/4。

（2）描记法   采用描记工具描记胃窦横截面积，这种自由追踪方法相当于两直径面积测量法，简单而又高度可复现性，该方法可用于床旁实时快速评估。

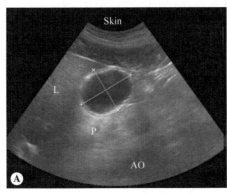 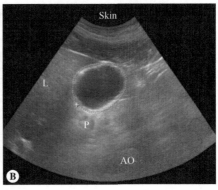

图 9-5 胃窦横截面积（CSA）测量方法

A. 双直径法；B. 描记法

L. 肝脏；P. 胰腺；AO. 腹主动脉

在大多数的研究中，胃窦横截面积的测量包含了整个胃壁的厚度，即从浆膜到浆膜。然而，是否将整个胃壁的厚度纳入胃窦横截面积的测量仍有不同的看法，即测量时选择浆膜层以内还是黏膜层以内。当胃容量超过 300mL 的时候，胃窦横截面积与胃容量的线性相关性较差，可能的原因是胃窦部在胃容量增加时也只能扩张到一定的程度，容量继续增加时胃窦部只能轻微地扩张一点，多余的胃容量则通过胃的近端部分进行调节。目前认为，胃窦部面积测量时需注意：①选取最佳测量体位，如右侧卧位；②在胃蠕动与收缩期之间进行测量；③超声图像选择标准截面；④测定距离位于两层浆膜层之间；⑤取三次测量计算平均值。

3. 胃容量估算方法

（1）对数模型 在一个预试验中 Perlas 和他的同事们描述了一个基于 70 名非孕期成人受试者随机摄入 6 种不同量的水而建立的对数预测模型，即 GV（mL）=-372.54+282.49×log（right-lat CSA）-1.68×weight。然而在随后的验证试验中 108 个成年受试者采用盲法胃镜下吸出胃内容物作为参考标准，发现这个预试验的模型高估了胃内容量，尤其是受试者处于低胃容量状态时。出现这种情况可能是由于预试验无法评估基础的胃分泌量。在验证试验中，一个新的更加精确的基于胃镜检查的液体评估线性模型被建立，即 GV（mL）=27.0+14.6×（right-lat CSA）-1.28×年龄，在数学上更加可靠（$R=0.86$），并且采用年龄作为患者唯一的变量，使得其运用于临床时更简单。这种方法比较精确，预测值和实际测量值之间平均误差是 6mL，适用于非孕期成年人 BMI≤40kg/m^2 的受试者，并且可以预测高达 500mL 的胃容量。

（2）半坐位时胃容量测定 在一个有 183 名受试者的前瞻性观察性研究中 Bouvet 和他的同事们提出了另一种模型，基于在半坐位时胃窦部横截面积的测量，采用盲法经鼻胃管吸出胃液作为参考标准：GV（mL）=-215+57 logCSA（mm^2）-0.78 年龄（岁）-0.16 身高（cm）-0.25 体重（kg）-0.80ASA+16mL（急诊手术时）+10mL（术前摄入 100mL 预防性抗酸药），相关系数为 0.72。这个模型应用于非孕期成年患者，可以预测高达 250mL 的胃内容量。

（3）MRI 作为参考标准建立的模型 Schmitz 和他的同事们采用 MRI 作为参考标准研究了 16 名儿童在摄入 7mL/kg 的红莓果汁后不同周期的胃容量，建立的模型是：GV（mL/Kg）=0.009×右侧卧位 CSA（mm^2）-1.36，$R=0.79$。然而该模型预测值和实测值之间相差太大（2.8mL/kg），可能是由于样本量较小，更重要的是大部分的样本处于胃排空状态，或者接近于排空状态，因此这个模型在临床应用时预测胃内容量欠准确。

　　总的来说,基于胃窦横截面积的数学模型预测成人胃内容量,被认为准确且有临床可靠性。无论采用哪一种模型都需要遵循一些规则使测量结果准确。第一,扫描技术:需要有一个与建立模型时相似的扫描平面和患者体位;第二,无论采用哪种方法,测量应该在胃窦部处于收缩间歇期时进行,以避免低估胃容量;第三,每一种模型仅仅适用于建立模型的范围内(如成年人、非孕期)并且要求胃内容物的量在模型所能测量的范围内。

四、注意事项

　　作为一种新的诊断工具,胃部超声检查需要在有效性方面、可靠性方面和可解释性方面(即特殊征象的临床意义是什么)进行进一步验证。迄今为止,大多数研究都考虑到了胃部超声的有效性并指出床旁超声可以较为准确地评估胃内容物性质和量。胃部超声在如下临床情境中特别适用:①患者由于沟通障碍或急诊手术未禁饮禁食;②患者自身有胃排空延迟的并发症,其正常的禁饮禁食可能也不能够保证胃排空(如糖尿病患者、早期的肝肾功能损害、特别危重的患者);③患者既往史不明确(语言沟通障碍、认知功能障碍、感觉系统改变),在缺乏数据的情况下,假定"饱胃"是更安全的,导致择期外科手术取消或者重新安排,或采取干预措施防止反流误吸,如快速顺序诱导和气管插管,胃部超声可以帮助临床医生在床旁个性化判断误吸风险,并更恰当地指导麻醉管理。

　　在摄入固体食物后即刻,"迷雾"现象限制了胃后壁的观察,使得精确地进行定量评估变得很困难。其原因是胃内容物的半固体稠度,即进食固体食物后在平卧位和右侧卧位时胃窦的形态不会发生显著的改变。胃体在空胃时变得扁平,前后壁黏膜层紧靠在一起,摄入固体食物后,大量的气体蓄积在胃体常常不利于胃后壁的观察,限制了胃内容物定量评估的可靠性。当胃部超声证实内容物为浓稠液体或固体时,即明确提示不论具体的容量多少都存在反流误吸的高风险;当超声证实为"空胃"时,则提示反流误吸风险低,这时只需定性评估即可;当超声显示内容物为清亮液体时,则需要进一步的定量评估以区分低容量状态(近似于基础胃液分泌量)或高容量状态(高于基础胃液分泌量)。

(文 雯 曾 思)

第十章 超声在疼痛治疗中的常见应用

二维码 10-1
本章图片

介入治疗是疼痛治疗的重要组成部分。既往疼痛介入治疗主要依赖于 X 线、CT 等影像技术，这些引导技术存在放射性损伤，且设备、场所要求高和应用不方便等特点，限制了其广泛应用。近年来，随着超声设备和技术的快速发展，超声介入技术得到了迅猛发展。由于超声具有无放射性、经济、便携、实时监测和全程引导等优点，超声引导的疼痛介入治疗得到了越来越广泛的临床应用。目前，超声介入技术广泛应用于关节注射治疗、外周神经注射与射频治疗、脊柱相关部位注射治疗等，提高了治疗成功率和治疗效果，同时显著减少了相关并发症。

第一节 超声引导下的关节注射治疗

近年来，超声介入技术广泛应用于关节注射治疗，取得了良好的效果，同时显著减少了并发症。随着超声技术和分辨率的不断提高，我们可以清晰地看到关节及关节周围软组织的结构，同时将治疗药物准确地注入病灶部位，避免将药物注射到神经、血管或其他想要避开的结构内。超声引导下关节注射治疗的种类繁多，本节重点介绍超声引导下肩峰下滑囊注射治疗、腕管注射治疗、髋关节腔内注射治疗和膝关节腔内注射治疗及其临床应用。

一、超声引导下肩峰下滑囊注射治疗

（一）解剖基础

肩峰下滑囊与三角肌下滑囊相通，是全身最大的滑囊之一，位于肩峰、喙肩韧带和三角肌深筋膜的下方，肩袖和肱骨大结节的上方，滑囊远端位于冈上肌的表面。肩关节外展并内旋时，此滑囊随肱骨大结节滑入肩峰的下方，不能被触摸到。肩峰下滑囊有许多突起，以伸入到肩峰下部分的最明显，该滑囊附着于冈上肌的囊底较小，而游离缘较大，对肩部的运动有利。肩峰下滑囊的作用主要是保护冈上肌，避免冈上肌与肩峰之间的摩擦。肩峰下滑囊是肩关节最常行注射治疗的部位。

（二）操作方法与图像识别

1. 患者及药品的准备

（1）患者准备　患者取坐位，双手自然下垂，靠肩部重力使肩关节打开，触诊确定肩峰下外侧凹陷处，用甲紫作一标记，并用碘酒固定。

（2）药品准备　0.5%利多卡因 10mL，必要时加用地塞米松 5mg（或曲安奈德 10mg）。

2. 探头及部位选择　选择高频线阵探头，放置于肩峰外侧缘的冠状切面，垂直于喙肩弓。

3. 操作方法　常规皮肤消毒后，铺洞巾，在无菌操作下，把超声探头套上无菌套。使用无菌超声凝胶，将探头放置于肩峰外侧缘的冠状切面，垂直于喙肩弓，位于肩峰上方（图 10-1A）。轻轻向下牵拉手臂有利于打开关节间隙，嘱患者放松肩部。超声图像示冈上肌腱位于肩峰下方，

跨过肱骨头至大结节；肩峰下滑囊位于肌腱上方，为液性低回声带（图 10-1B）。正常情况下该回声带较窄，如果有滑囊炎时增宽。0.5%利多卡因 2mL 局麻后，选用 22G 穿刺针，沿探头长轴旁开 1cm（约为甲紫标记处）进针，由肩峰侧缘及肱骨大结节间穿刺。可调整穿刺针角度，使得滑囊穿刺入口紧贴肩峰侧缘，当穿刺入口远离肩峰时，穿刺会进入其他滑囊。超声引导穿刺针进入滑囊后，给予预先配制的利多卡因混合液 8mL。超声引导下穿刺注射药物时可见整个滑囊逐渐充盈，药液在滑囊内扩散。

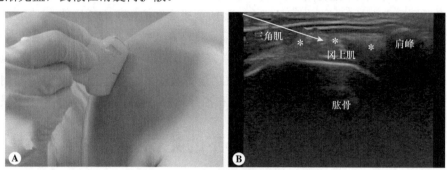

图 10-1　肩峰下滑囊平面内穿刺示意图

A. 肩峰下滑囊平面内法穿刺时探头位置；B. 肩峰下滑囊冠状切面超声图像及其平面内穿刺路径示意图：“*”示肩峰下滑囊，“→”示意穿刺针穿刺路径及穿刺靶点位置

（三）临床应用

超声引导下肩峰下滑囊穿刺注射主要应用于肩峰下滑囊炎、肩峰撞击综合征及肩袖损伤等疾病的治疗。

二、超声引导下腕管注射治疗

（一）解剖基础

腕管由正中神经和 9 条肌腱（指浅屈肌、指深屈肌和拇长屈肌）组成。肌腱被屈肌支持带包裹，指浅屈肌和指深屈肌被同一腱鞘包裹，拇长屈肌由单独的腱鞘包裹。正中神经位于屈肌支持带下方，桡侧腕屈肌、拇长屈肌和指浅屈肌之间。腕部正中神经卡压性病变称为腕管综合征，是最常见的周围神经卡压综合征，其发病原因是腕管内压力增高导致正中神经受卡压，常见症状包括正中神经支配区疼痛、麻木以及大鱼际萎缩等。

（二）操作方法与图像识别

1. 患者及药品的准备

（1）患者准备　患者坐位，屈肘 90°，腕部垫一毛巾，前臂和手自然放松，掌心向上，手指微微弯曲，放松屈肌腱，让患者在操作过程中不移动手臂。

（2）药品准备　0.5%利多卡因 10mL，可加用地塞米松 5mg（或曲安奈德 10mg）。

2. 探头及部位选择　选择高频线阵探头，横向置于腕部横纹远端。

3. 操作方法　常规皮肤消毒铺巾，在无菌操作下，把超声探头套上无菌保护套。使用无菌超声凝胶，将探头横向置于腕部横纹远端，可见正中神经位于屈肌支持带下方、指浅屈肌的上方、尺动脉外侧（图 10-2）。0.5%利多卡因 2mL 局麻后，选择 22G 穿刺针，采用平面内技术，由尺侧向桡侧进针，缓慢将针尖靠近正中神经。超声示穿刺针尖进入腕管后，回抽无血，给予预先配制的利多卡因混合液 4mL。

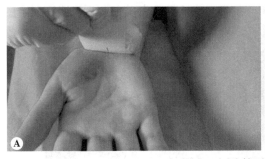 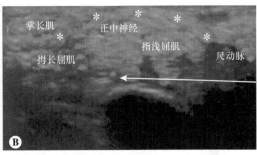

图 10-2　腕管平面内穿刺示意图

A. 腕管平面内穿刺探头位置；B. 手腕远端第一横纹处腕管短轴切面超声图像及其平面内穿刺注射示意图："*"示意屈肌支持带，"→"示意穿刺路径及穿刺靶点位置

（三）临床应用

超声引导下腕管注射主要应用于腕管综合征，腕管肌腱鞘炎，腱鞘囊肿，腱鞘损伤以及腕关节类风湿性关节炎等疾病的治疗。

三、超声引导下髋关节腔内注射治疗

（一）解剖基础

髋关节由股骨头与髋臼构成，为滑膜关节。髋臼内月状面被覆关节软骨，髋臼窝内充满脂肪，可随关节内压的增减而被挤出或吸入，以维持关节内压的平衡。在髋臼的边缘有关节盂缘附着，加深了关节窝的深度。在髋臼切迹上横跨有髋臼横韧带，并与切迹围成孔，有神经、血管等通过。关节囊厚而坚韧，上端附于髋臼的边缘和髋臼横韧带，下端前面附于转子间线，后面附于转子间嵴的内侧。因此，股骨颈的后面有一部分处于关节囊外，而颈的前面则完全包在囊内。髋关节周围有髂股韧带、耻股韧带及坐股韧带加强。股神经血管束通过髂腰肌与髋关节隔离，位于股三角内。髋关节由股神经、闭孔神经及坐骨神经的关节支支配。髋关节撞击、股骨头缺血坏死、髋关节退行性关节炎及滑膜炎等可引起髋部疼痛。

（二）操作方法与图像识别

1. 患者及药品的准备

（1）患者准备　患者仰卧，髋关节轻度外展，在腹股沟韧带中点下方 2cm，股动脉搏动外侧 1.5cm 处用甲紫作一标记，并用碘酒固定。

（2）药品准备　0.5%利多卡因 15mL，可加用地塞米松 5mg（或曲安奈德 10mg）。

2. 探头及部位选择　选择低频凸阵探头，横向放置在髂前上棘。

3. 操作方法　常规皮肤消毒后，铺洞巾，在无菌操作下，把超声探头套上无菌保护套。使用无菌超声凝胶，先将探头外侧端放置在髂前上棘，缓慢向内下方移动探头，直到看到股骨头（股神经、动脉和静脉位于探头的内侧，探头向内侧移动可显示这些结构），保持探头内侧端位于股骨头，外侧端向下方旋转约 40°，直到看到股骨颈。此切面（斜矢状位）超声图像可见股骨头、股骨颈、髂股韧带及关节囊（图 10-3）。0.5%利多卡因 2mL 局麻后，采用平面内法，选择 22G 脊柱穿刺针在超声引导下从尾侧向头侧进入股骨头、颈连接处，缓慢进针并试注 0.5%利多卡因 1～2mL，可见关节囊内有回声液扩散，确认针尖在关节腔后，给予剩余的利多卡因混合液 10mL。

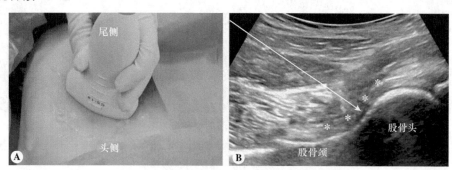

图 10-3　髋关节斜矢状位平面内穿刺示意图

A. 髋关节斜矢状位探头位置；B. 髋关节斜矢状位超声图像及其平面内穿刺注射示意图："*"示关节囊，"→"示意穿刺路径及穿刺靶点位置

（三）临床应用

超声引导下髋关节腔内注射主要应用于股骨头缺血性坏死、髋关节退行性关节炎、髋关节滑膜炎、髋关节类风湿性关节炎及髋关节创伤性关节炎等疾病的治疗。

四、超声引导下膝关节腔内注射治疗

（一）解剖基础

膝关节由股骨下端、胫骨上端和髌骨构成，为人体构造最复杂的关节之一，属于滑车关节。膝关节囊薄而松弛，附着于各骨关节软骨的周缘。膝关节囊的周围有韧带加固，前方为髌韧带，后方为腘斜韧带，内侧为胫侧副韧带，外侧为腓侧副韧带。在髌骨上缘，滑膜向上方呈囊状膨出，称为髌上囊。在髌骨下部的两侧，滑膜形成皱襞，突入关节腔内，皱襞内含脂肪和血管，称为翼状襞。膝关节囊、韧带和肌腱附着处神经分布密集。当膝关节出现退变及损伤后，可出现膝关节疼痛。膝关节滑膜炎可引起关节腔内积液，并出现关节肿胀及疼痛加剧。

（二）操作方法与图像识别

1. 患者及药品的准备

（1）患者准备　患者取仰卧位，将一薄枕垫在患侧膝关节下方，并屈曲 20°～30°，在髌骨外上缘与股外侧肌交界处用甲紫作一标记，并用碘酒固定。

（2）药品准备　0.5%利多卡因 15mL，可加用地塞米松 5mg（或曲安奈德 10mg）。

2. 探头及部位选择　高频线性探头，横向放置在髌骨上缘。

3. 操作方法　常规皮肤消毒后，铺洞巾，在无菌操作下，把超声探头套上无菌套。使用无菌超声凝胶，将探头横向放置在髌骨上缘，由浅层至深层依次显示四头肌肌腱，髌骨上脂肪垫，髌骨上、髌骨旁关节腔，股骨前脂肪垫及股骨（图 10-4）。探头保持在横向平面，与外侧面皮肤接触，皮下注射 0.5%利多卡因 2mL 局麻后，使用 22G 穿刺针，采用平面内从预先确定的穿刺点（甲紫标记处）由股四头肌腱外侧向内下刺入关节腔，避免穿入股四头肌肌腱。先用1～2mL 的 0.5%利多卡因确定关节腔内针尖位置，超声示穿刺针进入膝关节腔后，给予预先配制的利多卡因混合液 10mL。

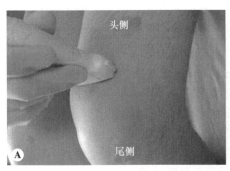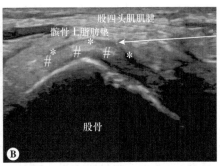

图 10-4　膝关节髌骨上方平面内穿刺示意图

A. 膝关节髌骨上方平面内穿刺探头位置；B. 膝关节髌骨上方短轴切面超声图像及其平面内穿刺示意图："*"示意髌上关节腔，"#"示意股骨前脂肪垫，"→"示意穿刺针穿刺路径及穿刺靶点位置

（三）临床应用

超声引导下膝关节腔内注射主要应用于退行性膝关节炎、膝关节滑膜病变及膝关节腔滑膜炎等疾病的治疗。

第二节　超声引导下外周神经阻滞治疗

传统的外周神经阻滞主要依赖体表解剖标志定位，阻滞成功的标志为触发有异感，其成功率低，易引起血管和神经损伤等并发症。随着超声技术的发展，许多外周神经可被超声清晰显示，从而可在超声引导下行外周神经阻滞。超声引导下的外周神经阻滞技术具有准确、微创及效果确切等优势，目前已得到临床的广泛应用。超声引导下外周神经阻滞可用于神经阻滞麻醉，外周神经卡压综合征，外周神经病理性疼痛及颈交感性头痛、头晕等治疗。本节重点介绍超声引导下星状神经节阻滞治疗和肋间神经阻滞治疗及其临床应用。

一、超声引导下星状神经节阻滞治疗

（一）解剖基础

颈交感神经节包括颈上、颈中及颈下神经节。星状神经节由颈下神经节和第一胸神经节融合而成，位于第一肋骨小头与 C_7 横突下缘之间，椎动脉后侧。星状神经节阻滞可以减轻交感神经介导的疼痛，如复杂性区域性疼痛综合征，颈肩痛和颈源性头晕等。经典的颈交感神经阻滞为穿刺针尖到达 C_6 横突前结节阻滞颈中交感神经节，并通过体位的摆放使药物向尾侧扩散以此阻滞星状神经节。

（二）操作方法与图像识别

1. 患者及药品的准备
（1）患者准备　患者取仰卧位，颈部稍后仰。在胸锁乳突肌后缘环状软骨平面（相当于

C₆横突）处用甲紫作一标记，并用碘酒固定。

（2）药品准备   0.5%利多卡因 10mL，可加用地塞米松 5mg（或曲安奈德 10mg）。

2. 探头及部位选择   选择高频线阵探头，短轴放置于 C₆ 水平。

3. 操作方法   常规皮肤消毒后，铺洞巾，在无菌操作下，把超声探头套上无菌套。使用无菌超声凝胶，将探头短轴置于 C₆ 水平，由浅层至深层依次显示胸锁乳突肌、甲状腺、颈内静脉，颈动脉，椎前筋膜，颈长肌，C₆ 横突和前结节（图 10-5），颈内静脉在探头压迫时消失，抬起时充盈。采用平面内法，0.5%利多卡因 2mL 局麻后，选择 22G 穿刺针从预先设计的穿刺点（甲紫标记处）进行穿刺，避开穿刺路径上可能出现的食管和血管，针尖可直达颈动脉外侧椎前筋膜处。穿刺针到达目的地后，回抽无血，给予预先配制的利多卡因混合液 5mL。超声实时扫描可见药物扩散，提示药物没有误入血管。注射药物完毕后，患者体位变为坐位，使药物向尾部扩散。星状神经节阻滞成功的标志为阻滞侧出现霍纳综合征，表现为瞳孔缩小、眼睑下垂、眼球下陷、鼻塞、眼结膜充血、面红、无汗及温暖感等。

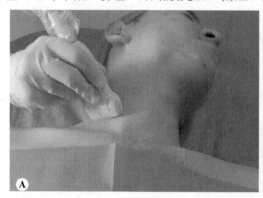
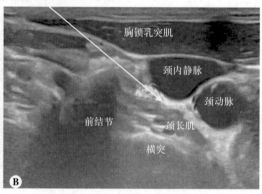

图 10-5   C₆ 横突短轴切面平面内穿刺示意图

A. C₆ 横突短轴切面探头位置；B. C₆ 横突短轴切面超声图像及其平面内穿刺示意图："→"示意穿刺针穿刺路径及穿刺靶点位置

（三）临床应用

超声引导下星状神经节阻滞治疗主要应用于自主神经功能紊乱、反射性交感神经萎缩症、失眠症、疲劳综合征、全身多汗症、幻肢痛、残肢痛、CRPS- I 型和 II 型、面神经炎、偏头痛、丛集性头痛、顽固性头痛、脑血管痉挛、慢性鼻窦炎、过敏性鼻炎、突发性耳聋、眩晕、颈椎病、头面部和颈部的带状疱疹或带状疱疹后遗神经痛、雷诺病、糖尿病血管病变及痤疮等常见疾病及复杂性疾病的治疗。

二、超声引导下肋间神经阻滞治疗

（一）解剖基础

肋间神经共 11 对，起自第 1～11 胸神经。胸神经经椎间孔走行出椎管，背侧支分为皮支及肌支，分别支配椎旁皮肤及肌肉，腹侧支即为肋间神经。肋间神经为感觉运动混合神经。出椎间孔后，肋间神经位于胸膜与肋间内膜之间，接着穿过肋间内膜走行于肋间隙。在肋间隙后部，肋间神经位于肋间隙的中部，与肋间动静脉的排列次序不定。在肋角前方，肋间神经位于肋间内肌和肋间最内肌之间，神经血管束的排列关系自上而下为肋间静脉，肋间动脉和肋间神经。肋间动静脉行于肋沟内，肋间神经沿肋下缘前行。肋间神经外侧皮支支配胸壁皮肤感觉，肋间神经前皮支可分布至前方中线，并穿过肌肉支配胸壁前部皮肤感觉。第 12 胸神经腹侧分支与肋间神经类似，由于其并不位于两肋骨之间，因此被称为肋下神经。

（二）操作方法与图像识别

1. 患者及药品的准备

（1）患者准备　患者取侧卧位，患侧朝上，在预阻滞肋骨角的下方用甲紫作一标记，并用碘酒固定。

（2）药品准备　0.5% 利多卡因 10mL，可加用地塞米松 5mg（或曲安奈德 10mg）。

2. 探头及部位选择　选择高频线阵探头，横向放置于目标肋骨上。

3. 操作方法　常规皮肤消毒后，铺洞巾，在无菌操作下，把超声探头套上无菌套。使用无菌超声凝胶，将探头横向放置于目标肋骨上，可同时观察相邻两肋骨。调整探头，可见上下肋骨、肋间外肌、肋间内肌及胸膜，胸膜为一线性高亮影，随呼吸滑动（图 10-6）。穿刺针目标位置为肋间内肌或肋间最内肌。穿刺针由平面内从预先标记的穿刺点进行穿刺，穿刺针针尖到达离胸膜约 3mm 的肋间外肌时注入少量药液确定针尖位置，再向肋间内肌小心进针，回抽无血液和气体，注入利多卡因混合液 3～5mL，注药时行超声实时监测。若观察到药液注入肋间外肌，则穿刺针位置过于表浅。

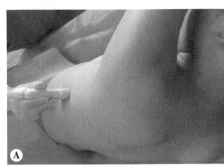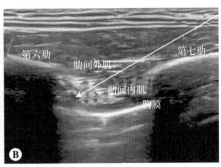

图 10-6　肋间神经平面内穿刺示意图

A. 肋间神经阻滞探头位置；B. 肋间神经短轴切面超声图像及其平面内穿刺示意图："→"示意穿刺路径及穿刺靶点位置

（三）临床应用

超声引导下肋间神经阻滞治疗主要应用于肋间神经痛、肋软骨炎疼痛、胸膜炎疼痛、癌性疼痛、带状疱疹及其后遗神经痛等疼痛性疾病的治疗。

第三节　超声引导下脊柱介入治疗

超声介入技术用于脊柱注射治疗具有操作简便、无放射性危害、精准性高、效果确切、可实时呈现目标区域的解剖结构及监测穿刺针路径和药物的扩散等优势，因而在脊柱注射治疗中的应用逐渐增多。但是，由于掌握超声引导技术有一定难度，超声成像窗窄，超声波无法穿透骨性结构以及在肥胖患者成像质量受限等因素，该技术也在一定程度上有其局限性。操作者必须针对不同的患者和不同的条件选择适当的扫描区域和探头，合理使用超声引导，才能发挥其优势。本节重点介绍超声引导下颈椎关节突关节阻滞治疗、胸椎椎旁阻滞治疗、腰脊神经内侧支阻滞治疗和骶管注射治疗及其临床应用。

一、超声引导下颈椎关节突关节阻滞治疗

（一）解剖基础

颈椎关节突关节是由上位颈椎的下关节突和下位颈椎的上关节突构成。关节突关节的关节面有一层软骨覆盖，软骨周围附着有关节囊，关节囊内有滑膜，当关节活动不当或过度活动时，滑膜可嵌入关节腔内引起卡压，导致疼痛，通常称为"小关节紊乱"。关节突关节构成椎间孔的后壁，颈神经从关节突关节的前方通过，当关节突关节发生退变增生时，椎间孔变小压迫神经根，可引起上肢疼痛、麻木等症状。关节突关节周围附着有许多肌肉，如头最长肌、头半棘肌、颈半棘肌及多裂肌等，如若发生增生变性，也会引起颈部疼痛。

（二）操作方法与图像识别

1. 患者及药品的准备

（1）患者准备　患者取俯卧位，胸下垫枕，触诊定位欲阻滞椎体的棘突间隙，用甲紫作一标记，并用碘酒固定。

（2）药品准备　0.5%利多卡因3mL，可加用地塞米松5mg（或曲安奈德10mg）。

2. 探头及部位选择　选择高频线阵探头，纵向放置于相应颈椎节段的椎旁。

3. 操作方法　常规皮肤消毒后，铺洞巾，在无菌操作下，把超声探头套上无菌套。使用无菌超声凝胶，将探头纵向置于枕骨下方，先确认寰椎后弓上的后结节，然后确认首先出现分叉棘突的枢椎，依次类推确定欲阻滞颈椎棘突的位置。将探头向外侧缓慢移动，获得关节突的"锯齿状"图像，位于上下关节突两个高回声区域之间的低回声区域即为关节面（图10-7）。0.5%利多卡因2mL局麻后，选择22G穿刺针进行穿刺，采用平面内技术，于探头下端由尾侧向头侧进针，直到针尖进入关节间隙内，回抽后缓慢注射预先配制的利多卡因混合液0.5mL。

（三）临床应用

超声引导下颈椎小关节注射主要用于颈椎小关节风湿性关节炎、颈椎小关节紊乱、颈椎小关节退行性关节炎、颈椎扭伤及颈椎病等疼痛疾病的治疗。超声引导下颈椎小关节注射也可作为一种诊断性治疗，常用于判断患者的颈痛或头痛是否来源于某个小关节。颈椎小关节源性疼痛表现为颈痛和枕骨下部的头痛，有时可出现肩及锁骨上部的疼痛。

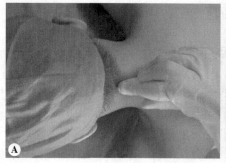
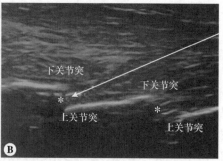

图10-7　颈椎关节突关节平面内穿刺示意图

A. 颈椎关节突关节注射探头位置；B. 颈椎关节突关节纵轴切面超声图像及其平面内法穿刺示意图："*"示关节面，"→"示意穿刺路径及穿刺靶点位置

二、超声引导下胸椎椎旁阻滞治疗

（一）解剖基础

胸椎旁间隙为肋骨头和肋骨颈之间的楔形区域，前外侧壁为壁层胸膜和胸内筋膜，后壁为肋横突韧带，内侧壁为椎体、椎间孔和椎间盘外侧。胸椎旁间隙向外与肋间隙相通，向内与椎管相通，向上向下与邻近节段胸椎旁间隙相通。胸椎旁间隙内含大量的脂肪组织，其内走行着肋间神经、脊神经后支、交通支、肋间血管以及交感链。由于胸椎椎旁神经阻滞的位点在脊神经开始发出分支的位置，所以可同时阻滞前支和后支，各节段胸椎旁间隙并非一个密闭的腔隙，注射至该间隙的药物不仅可阻滞相应水平的椎旁神经，如果注射容量足够，药液可扩散至邻近的胸椎椎旁神经及硬膜外腔。

（二）操作方法与图像识别

1. 患者及药品的准备

（1）患者体位　患者取俯卧位或侧卧位，触诊或超声扫描定位需治疗的胸椎节段，旁开2～3cm 处用甲紫作一标记，并用碘酒固定。

（2）药品准备　0.5%利多卡因 10mL，可加用地塞米松 5mg（或曲安奈德 10mg）。

2. 探头及部位选择

选择高频线阵探头或凸阵探头，纵向放置于预扫描胸椎中线旁开2～3cm。

3. 操作方法

常规皮肤消毒后，铺洞巾，在无菌操作下，把超声探头套上无菌套。使用无菌超声凝胶，将探头纵向置于预扫描胸椎节段，再缓慢向外移动探头。把探头稍向外侧倾斜，上下移动探头，将探头放置在两根肋骨之间，避开肋骨，可见横突、肋横突上韧带、椎旁间隙、壁层胸膜和肺（旁正中倾斜矢状位扫描）（图 10-8）。0.5%利多卡因 2mL 局麻后，选择 22G 穿刺针进行穿刺，采用平面内技术，由尾侧向头侧缓慢进针，一旦针尖穿透肋横突韧带进入椎旁间隙，即感阻力消失，同时观察到针尖进入到椎旁间隙，回吸无血、无气、无脑脊液，即可注射预先配制的利多卡因混合液 5mL。

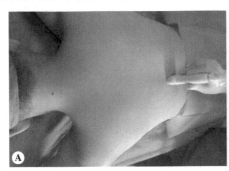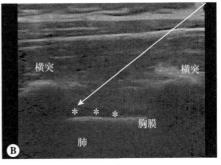

图 10-8　胸椎旁正中倾斜矢状位平面内穿刺示意图

A. 胸椎旁正中倾斜矢状位扫描探头位置；B. 胸椎旁正中倾斜矢状位扫描超声图像及其平面内法穿刺示意图："＊"示椎旁间隙，"→"示意穿刺针穿刺路径及穿刺靶点位置

（三）临床应用

超声引导下胸椎旁阻滞主要应用于肋间神经痛、肋骨骨折、带状疱疹、胸部外伤后疼痛、

胸交感神经痛、胸椎间盘突出症及开胸手术后疼痛等疾病的治疗。

三、超声引导下腰脊神经内侧支阻滞治疗

（一）解剖基础

腰椎关节突关节由上关节突及下关节突构成。上关节突的关节面朝向后内方，下关节突关节面朝向前外方，关节面上覆有透明软骨，关节周围有关节囊附着。脊神经出椎间孔后分为前支、后支、脊膜支和交通支。内侧支由脊神经后支发出后走行在上关节突与横突形成的凹槽处，腰椎关节突关节由同水平或上一节段的脊神经内侧支支配，内侧支神经受压或被牵拉损伤时可引起腰背部疼痛，疼痛性质为酸痛或钝痛，其不向下肢或臀部放射。内侧支阻滞是否有效可以判断疼痛是否与相应的关节突关节病变相关。

（二）操作方法与图像识别

1. 患者及药品的准备

（1）患者准备　患者取俯卧位，下腹部垫枕，使头部及腿部放低并使腰部突出。触诊或超声定位需要治疗的腰椎棘突，用甲紫作一标记，并用碘酒固定。

（2）药品准备　0.5%利多卡因10mL，可加用地塞米松5mg（或曲安奈德10mg）。

2. 探头及部位选择　选择高频线阵探头，横向放置于骶骨上嵴。

3. 操作方法　常规皮肤消毒后，铺洞巾，在无菌操作下，把超声探头套上无菌超声凝胶，从骶骨上方开始纵向扫描，第一个明显的位于中间的骨性突起即为骶骨上嵴。探头向头侧移动，可看到 L₅ 椎体的三层影，最表浅的为高亮的棘间韧带或棘突，中间为关节突关节，深面为横突（图10-9）。调整探头可见上关节突和横突之间的凹槽，凹槽即为穿刺靶点。0.5%利多卡因5mL 局麻后，选择 22G 穿刺针进行穿刺，采用平面内技术，于探头外缘由外侧向近中进针，直到针尖进入上关节突和横突形成的凹槽处，回抽后缓慢注射预先配制的利多卡因混合液5mL。注射过程中可观测到药液低回声区域扩大，表明穿刺针未进入血管内。

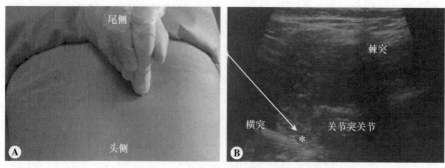

图 10-9　L₅ 椎体短轴切面平面内穿刺示意图

A. L₅ 椎体短轴切面平面内法阻滞内侧支时探头位置；B. L₅ 椎体短轴切面超声图像及其平面内法阻滞内侧支时示意图："*"示关节突关节与横突之间的凹槽，"→"示意穿刺路径及穿刺靶点位置

（三）临床应用

超声引导下腰脊神经内侧支神经阻滞主要应用于急性腰椎小关节紊乱、腰椎小关节炎、腰

椎小关节退变、腰椎小关节嵌顿、内侧支神经卡压及牵拉损伤等疼痛疾病的治疗。

四、超声引导下骶管注射治疗

（一）解剖基础

骶骨是由 5 节骶椎融合而成，由于 S_4 与 S_5 椎板未完全融合，在后正中形成生理缺陷成为骶管裂孔。骶管裂孔上方有骶尾韧带附着。骶管裂孔外侧为骶骨角，下方为尾骨。硬膜囊终止于 S_1，因此，S_1 以下的椎管称为骶管。骶管内含有骶神经、尾神经、静脉丛及终丝。

（二）操作方法与图像识别

1. 患者及药品的准备

（1）患者准备　患者取俯卧位，下腹部垫枕，头部及腿部放低并使骶部突起，触诊确定骶裂孔，用甲紫作一标记，并用碘酒固定。

（2）药品准备　0.5%利多卡因 25mL，可加用地塞米松 5mg（或曲安奈德 10mg）。

2. 探头选择　选择高频线阵探头先进行横向观察，再行纵向引导穿刺。

3. 操作方法　常规皮肤消毒后，铺洞巾，在无菌操作下，把超声探头套上无菌套。使用无菌超声凝胶，在无菌操作下，将探头横放于预先标记的骶管裂孔处，观察骶管裂孔横断面图像。在骶角中间，有两个高信号的带状图像，分别为骶尾韧带和骶骨，中间的低信号区域即为骶管裂孔，然后将探头旋转 90°观察骶管及骶管裂孔的纵向图像（图 10-10）。0.5%利多卡因 2mL 局麻后，采用平面内法，用 22G 穿刺针从探头下端由尾侧向头侧穿刺，可观察到穿刺针进入骶管的实时图像。穿刺针突破骶尾韧带进入骶管后，回抽无血液及脑脊液，即可给予预先配制的利多卡因混合液 20mL。

（三）临床应用

超声引导下骶管注射主要应用于骶尾部疼痛，腰椎间盘突出症，腰椎管狭窄症及痛经等疼痛疾病的治疗。

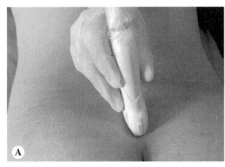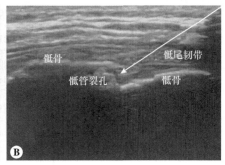

图 10-10　骶管平面内穿刺示意图

A. 骶管穿刺时探头位置；B. 骶管裂孔纵轴切面超声图像及其平面内法穿刺注射示意图；
"→"示意穿刺针穿刺路径及穿刺靶点位置

（王国强　林菁艳）

参 考 文 献

Admir，Hadzic，2016. 外周神经与超声介入解剖. 2 版. 李泉，译. 北京： 北京大学医学出版社，238-287.

Annette Vegas，2014. 围术期二维经食管超声心动图实用手册. 鞠辉，冯艺，译. 北京：北京大学医学出版社，77-135.

柏树令，2008. 系统解剖学. 7 版. 北京：人民卫生出版社，194-202.

柏树令，应大君，2013. 系统解剖学. 8 版. 北京：人民卫生出版社.

Boezaart A P，2010. 骨科麻醉外周神经阻滞和解剖图谱. 郭建荣，贾东林，译. 北京：北京大学医学出版社，135-158.

蔡昌平，张潜，2019. 系统解剖学. 2 版. 北京：科学出版社.

崔慧先，李瑞锡，2018. 局部解剖学. 9 版. 北京：人民卫生出版社，97-104.

邓小明，李文志，2016. 危重病医学. 4 版. 北京：人民卫生出版社.

Fernando L，Arbona，Babak Khabiri，et al，2014. 超声引导下区域麻醉：周围神经阻滞及置管实用操作方法. 陈晔明，译. 北京：北京大学医学出版社，81-121.

Frank H. Netter，2015. 奈特人体解剖学彩色图谱. 6 版. 张卫光，译. 北京：人民卫生出版社，509-533.

国家卫生计生委能力建设和继续教育中心，2017. 临床科室超声技能分册. 北京：人民卫生出版社，119-137.

江伟，仓静，2017. 骨科手术麻醉：经典病例与超声解剖. 上海：上海交通大学出版社，37-80.

姜慧颖，江晓菁，2019. 超声引导下腰方肌阻滞的方法和进展. 国际麻醉学与复苏杂志，40（1）：53-57.

姜玉新，张运，2016. 超声医学. 北京：人民卫生出版社.

康健，2013. 局部解剖学. 北京：科学出版社.

李纯青，2018. 腰方肌阻滞的临床应用进展. 临床麻醉学杂志，34（6）：616-619.

刘大为，王小亭，2017. 重症超声. 北京：人民卫生出版社.

刘娜，李文强，高成伟，2016. 下腔静脉直径和呼吸变异指数评估容量状态的 Meta 分析. 临床急诊杂志，17（6）：466-473.

刘延玲，熊鉴然，2014. 临床超声心动图学. 3 版. 北京：科学出版社，335-374.

卢光，易晓斌，陶蔚，等，2015. 星状神经节阻滞技术的临床应用. 中国疼痛医学杂志，21（1）：56-59.

吕国荣，杨舒萍，2018. 肺部急重症超声. 北京：北京大学医学出版社.

马小静，王伟鹏，王晟，等，2014. 围手术期经食管超声心动图监测操作的专家共识. 北京：人民卫生出版社，28-54.

Mulroy MF，Bernards. C. M，McDonald. S. B，et al，2011. 实用区域麻醉技术. 王俊科，译. 北京：科学出版社，158-163.

Narouze SN，2016. 超声引导疼痛介入治疗图谱. 倪家骧，译. 天津：天津科技翻译出版有限公司，155-162.

Nilam J. Soni，Robert Arntfield，Pierre Kory，2015. 床旁即时超声. 尚游，袁世荧，译. 北京：人民卫生出版社，167-171.

彭裕文，2016. 局部解剖学. 7 版. 北京：人民卫生出版社.

Perrino AC，Reeves ST，2011. 经食管超声心动图实用技术. 2 版. 李治安，译. 天津：天津科技翻译出版公司，63-199.

田玉科，梅伟，2011. 超声定位神经阻滞图谱. 北京：人民卫生出版社，99-195.

万里，王云，王庚，等，2014. 超声引导下区域麻醉/镇痛的专家共识. 中华医学会麻醉学分会. 中国麻醉学指南与专家共识（2014版）. 北京：人民卫生出版社，89-96.

Waldman，S•D，2016. 超声引导下疼痛注射技术图解. 马辉，许华，主译. 上海：上海科学技术出版社，302-327.

王爱忠，谢红，江伟，2011. 超声引导下的区域阻滞和深静脉穿刺置管. 上海：上海科学技术出版社，118-130.

王海杰，谭玉珍，2007. 实用心脏解剖学. 上海：复旦大学出版社，61-67.

王甜，李民，2018. 竖脊肌平面阻滞的临床应用研究进展. 中国微创外科杂志，18（10）：69-72.

杨传东，姚猛，2013. 颈椎小关节阻滞术及 PLDD 术临床疗效观察. 实用骨科杂志，19（2）：123-127.

杨小霖，万勇，2016. 麻醉学实验教程. 北京：科学出版社，99-108.

余卓颖，翟文雯，李民，2017. 腰方肌阻滞的临床应用研究进展. 中国微创外科杂志，（8）：725-727.

张加强，2017. 超声引导下胸椎旁神经阻滞应用现状. 中华实用诊断与治疗杂志，31（2）：111-112.

张青，刘大为，王小亭，等，2014. 超声观测不同部位下腔静脉内径及其变异度的研究. 中华内科杂志，53（11）：880-883.

朱炜楷，隋鸿锦，付元山，等，2016. 胸腰筋膜解剖结构的研究进展. 中国临床解剖学杂志，34（3）：355-358.

Adhikary SD，El-Boghdadly K，Nasralah Z，et al，2017. A radiologic and anatomic assessment of injectate spread following transmuscular quadratus lumborum block in cadavers. Anaesthesia，72（1）：73-79.

Arzola C，Perlas A，Siddiqui NT，et al，2015. Bedside gastric ultrasonography in term pregnant women before elective cesarean delivery: A prospective cohort study. Anesth Analg，121（3）：752-758.

Bataille A，Rousset J，Marret E，et al，2014. Ultrasonographic evaluation of gastric content during labour under epidural analgesia: a prospective cohort study. Br J Anaesth，112（4）：703-707.

Bolondi L，Bortolotti M，Santi V，et al，1985. Measurement of gastric emptying time by real-time ultrasonography. Gastroenterology，89（4）：752-759.

Bouvet L，Mazoit JX，Chassard D，et al，2011. Clinical assessment of the ultrasonographic measurement of antral area for estimating preoperative gastric content and volume. Anesthesiology，114（5）：1086-1092.

Cubillos J，Tse C，Chan VW，et al，2012. Bedside ultrasound assessment of gastric content: an observational study. Can J Anaesth，59（4）：416-423.

Davies A，Crossley A，Harper M，et al，2014. Lateral cutaneous femoral nerve blockade-limited skin incision coverage in hip arthroplasty. Aneasth Intensive Care，42（5）：623-630.

De Lorenzo RA，Morris MJ，Williams JB，et al，2012. Does a simple bedside sonographic measurement of the inferior vena cava correlate to central venous pressure. Journal of Emergency Medicine，42（4）：429-436.

Dettori N，Choudur H，Chhabra A，2018. Ultrasound-guided treatment of peripheral nerve pathology. Seminars in Musculoskeletal Radiology，22（3）：364-374.

Elsharkawy H，El-Boghdadly K，Barrington M，2019. Quadratus lumborum block anatomical concepts，mechanisms，and techniques. Anesthesiology，130（2）：322–335.

Forero M，Adhikary SD，Lopez H，et al，2016. The erector spinae plane block：A novel analgesic technique in thoracic neuropathic pain. Regional Anesthesia and Pain Medicine，41（5）：621-627.

Hashiuchi T，Sakurai G，Sakamoto Y，et al，2010. Comparative survey of pain-alleviating effects between ultrasound-guided injection and blind injection of lidocaine alone in patients with painful shoulder. Archives of Orthopaedic and Trauma Surgery，130（7）：847-852.

Karmakar MK，Kwok WH，Ho AM，et al，2007. Ultrasound-guided sciatic nerve block：description of a new approach at the subgluteal space. Br J Anaesth，98（3）：390-395.

Kristensen MS，Teoh WH，Rudolph SS，2016. Ultrasonographic identification of the cricothyroid membrane：best evidence，techniques，and clinical impact. Br J Anaesth，117 Suppl 1：i39-i48.

Louis，Luck J，2008. Musculoskeletal ultrasound intervention：principles and advances. Radiologic Clinics of North America，46（3）：515-533.

Lyon M，Blaivas M，Brannam L，2005. Sonographic measurement of the inferior vena cava as a marker of blood loss. American Journal of Emergency Medicine，23（1）：45-50.

McMeniman TJ，McMeniman PJ，Myers PT，et al，2010. Femoral nerve block vs iliaca fascia block for total knee arthroplasty postoperative pain control：a prospective，randomized controlled trial. J Arthroplasty，25（8）：1246-1249.

Osman A，Sum KM，2016 . Role of upper airway ultrasound in airway management. Journal of Intensive Care，4（1）：52.

Perlas A，Chan VW，Lupu CM，et al，2009. Ultrasound assessment of gastric content and volume. Anesthesiology，111（1）：82-89.

Perlas A，Davis L，Khan M，et al，2011. Gastric sonography in the fasted surgical patient：a prospective descriptive study. Anesth Analg，113（1）：93-97.

Perlas A，Mitsakakis N，Liu L，et al，2013. Validation of a mathematical model for ultrasound assessment of gastric volume by gastroscopic examination. Anesth Analg，116（2）：357-363.

Riain SCO，Donnell BO，Cuffe T，et al，2009. Thoracic paravertebral block using real-time ultrasound guidance，Anesthesia and analgesia，110（1）：248-251.

Schmitz A，Thomas S，Melanie F，et al，2012. Ultrasonographic gastric antral area and gastric contents volume in children. Paediatr Anaesth，22（2）：144-149.

Shankar H，2012. Ultrasound-guided hip joint injections：a new scanning routine for easy methodical training. Pain Practice，12（1）：80-81.

Siegenthaler A，Mlekusch S，Trelle S，et al，2012. Accuracy of ultrasound-guided nerve blocks of the cervical zygapophysial joints，Anesthesiology，117（2）：347-352.

Sustić A，2007. Role of ultrasound in the airway management of critically ill patients. Crit Care Med，35（5 Suppl）：S173-S177.

Tagliafico A，Bignotti B，Martinoli C，2016. Update on ultrasound-guided interventional procedures on peripheral nerves. Seminars in Musculoskeletal Radiology，20（5）：453-460.

Taha AM，Ahmed AF，2016. Supine ultrasound-guided popliteal block：a medial approach. Br J Anaesth，116（2）：293-296.

Tran TMN，Ivanusic JJ，Hebbard P，et al，2009. Determination of spread of injectate after ultrasound-guided transversus abdominis plane block：a cadaveric study. British Journal of Anaesthesia，102（1）：123-127.

Tsui BCH，Fonseca A，Munshey F，et al，2019. The erector spinae plane（ESP）block：a pooled review of 242 cases. J Clin Anesth，53：29-34.

Van de Putte P，Perlas A，2014. Ultrasound assessment of gastric content and volume. Br J Anaesth，113（1）：12-22.

Wang AZ，Fan K，Zhou QH，et al，2018. A lateral approach to ultrasound-guided sacral plexus block in the supine position. Anaesthesia，73（8）：1043-1044.

Willard FH，Vleeming A，Schuenke MD，et al，2012. The thoracolumbar fascia：anatomy，function and clinical considerations. Journal of Anatomy，221：507-536.

Wu J，Dong J，Ding Y，et al，2014. Role of anterior neck soft tissue quantifications by ultrasound in predicting difficult laryngoscopy. Med Sci Monit，20：2343-2350.

Yao W，Wang B，2017. Can tongue thickness measured by ultrasonography predict difficult tracheal intubation?Br J Anaesth，118（4）：601-609.

Yoo SD，Jung SS，Kim HS，et al，2012. Efficacy of ultrasonography guided stellate ganglion blockade in the stroke patients with complex regional pain syndrome. Annals of Rehabilitation Medicine，36（5）：633-639.

Yoshida T，Onishi T，Furutani K，et al，2016. A new ultrasound-guided pubic approach for proximal obturator nerve block: clinical study and cadaver evaluation. Anaesthesia，71（3）：291-297.

You-Ten KE，Siddiqui N，Teoh WH，et al，2018. Point-of-care ultrasound（POCUS）of the upper airway. Can J Anaesth，65（4）：473-484.

You-Ten KE，Wong DT，Ye XY，et al，2018. Practice of ultrasound-guided palpation of neck landmarks improves accuracy of external palpation of the cricothyroid membrane. Anesth Analg，127（6）：1377-1382.

附　表

序号	英文符号	中文名称	功能
1	/	电源开关	电源开关
2	Volume	音量	调节音量大小
3	/	可按旋钮	调节对应触摸屏上按键的功能
4	TGC	/	时间（深度）增益调节控制
5	Patient	患者信息	进入患者信息输入界面
6	Probe	探头	切换检查模式和探头
7	Review	浏览	浏览已经存储的图像文件
8	Report	报告	打开/关闭诊断报告
9	End Exam	结束检查	结束一次检查
10	Text	注释	进入/退出字符注释状态
11	Clear	清除	清除屏幕上的注释或测量标尺等
12	Cline	电影回放	进入电源回放状态
13	Body Mark	体位图	进入/退出体位图模式
14	M	/	按压进入 M 模式，旋转调节 M 增益
15	CW	/	进入 CW 模式
16	PW	/	按压进入 PW 模式，旋转调节 PW、CW 增益
17	Power	/	进入 Power 模式
18	Color	/	按压进入 Color 模式，旋转调节 Color、Power 增益
19	Dual	/	进入双窗口模式
20	B	/	按压进入 B 模式，旋转调节 B 增益
21	Single	/	多窗模式下进入单窗模式
22-23	4D-3D	/	进入 4D 或 3D 成像
24	iTouch	/	进行图像一键优化
25	Angle/Steer	角度/偏转	调节角度或线阵探头的偏转
26	Measure	测量	进入/退出测量模式
27	Update	/	多窗口模式下切换当前活动窗口
28	Caliper	标尺	进入/退出常规测量模式
29	Zoom	放大	直接旋转进入后端放大模式，按下进入前端放大模式
30	Quad	四窗口	进入四窗口模式
31	Depth	深度	实时模式下调节成像深度
32	Focus	焦点	调节焦点位置
33	Cursor	光标	显示/隐藏全盘光标
34/36	Set	确认	按键确认
35	/	轨迹球	滚动调节光标在屏幕上的位置
37	Freeze	冻结	冻结/解冻屏幕图像
38	Save	存储	保存图像
39	P	自定义键	可在预置中设置功能，保存一段动态图像
40	Print	打印	打印，可自定义